Fitness-Training für Schwangere

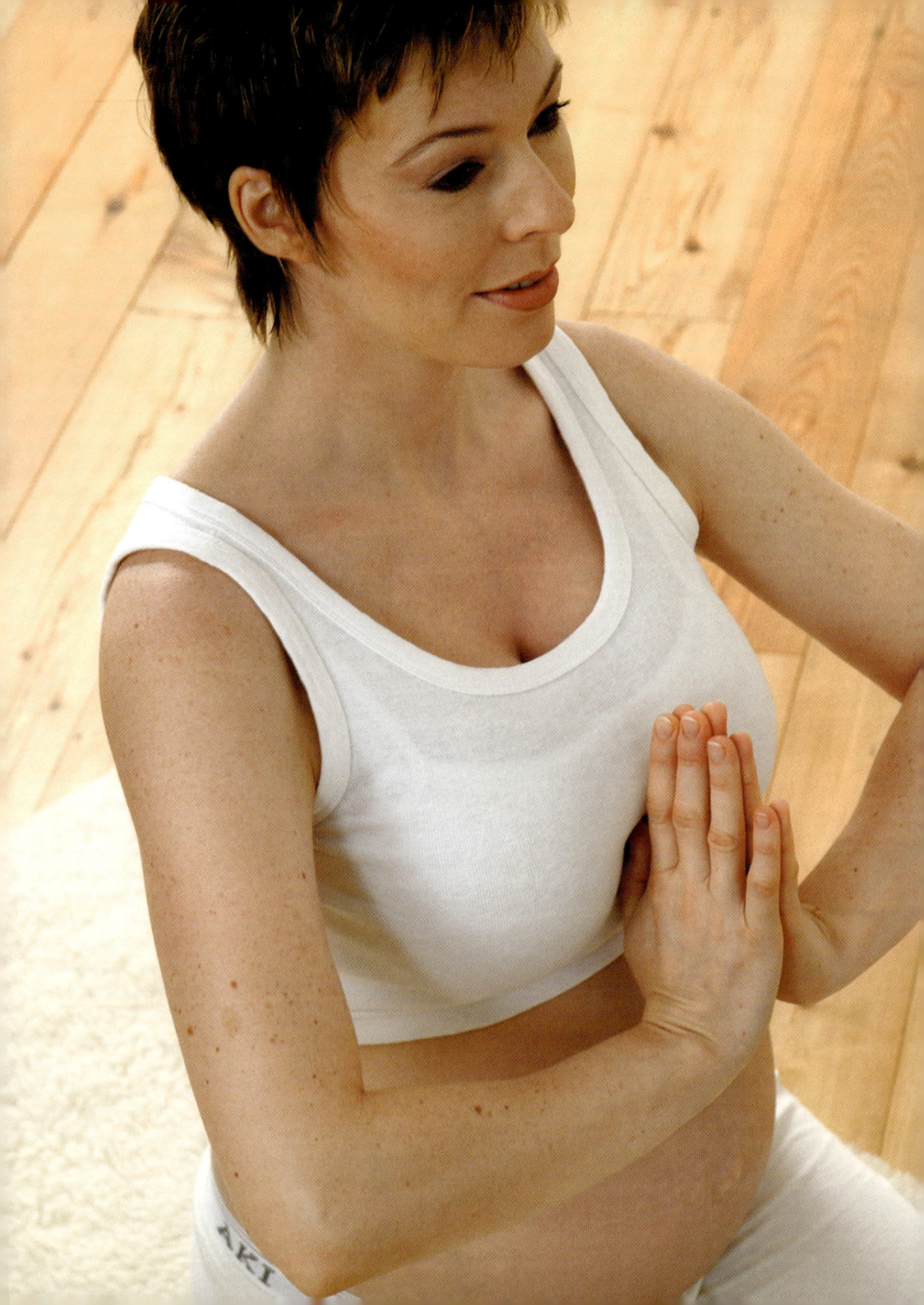

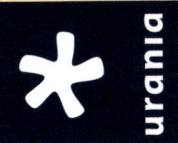

Fitness-Training
für **Schwangere**

Mit Übungen zur
Vorbeugung und Linderung von
Schwangerschaftsbeschwerden

Bibliografische Information der Deutschen Bibliothek
Die Deutsche Bibliothek verzeichnet diese Publikation in der Deutschen Nationalbibliografie; detaillierte bibliografische Daten sind im Internet über http://dnb.ddb.de abrufbar.

Urania Verlag
© 2008 Urania Verlag
in der Verlag Kreuz GmbH
Postfach 80 06 69, 70506 Stuttgart

www.urania-verlag.de

Bildnachweis:
Alle Bilder stammen von Dominik Parzinger, München

Umschlaggestaltung: Behrend & Buchholz, Hamburg
Titelfoto: Dominik Parzinger, München
Realisation: Medienprojekte München
Lektorat: Dr. Christiane Lentz
Bildredaktion: Gabi Feld, Dr. Christiane Lentz
Satz: Arnold & Domnick, Leipzig
Druck: Westermann Druck Zwickau
Printed in Germany

ISBN 978-3-7831-6084-0

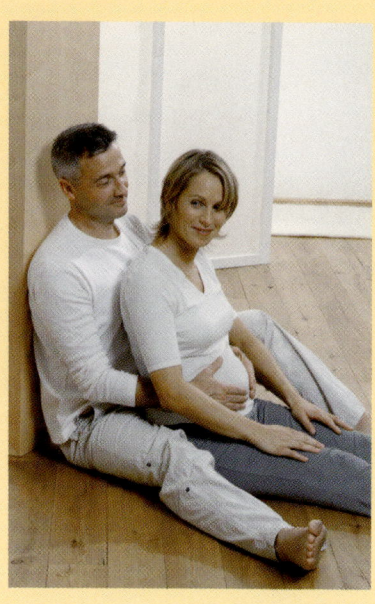

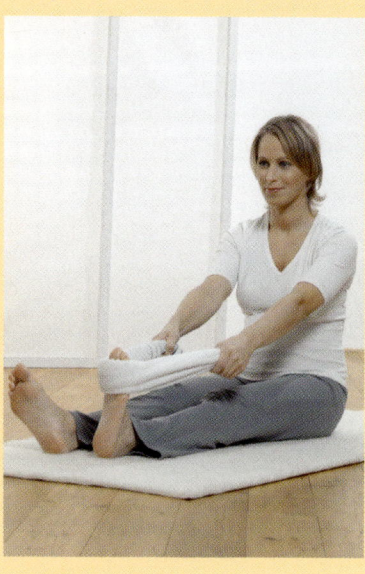

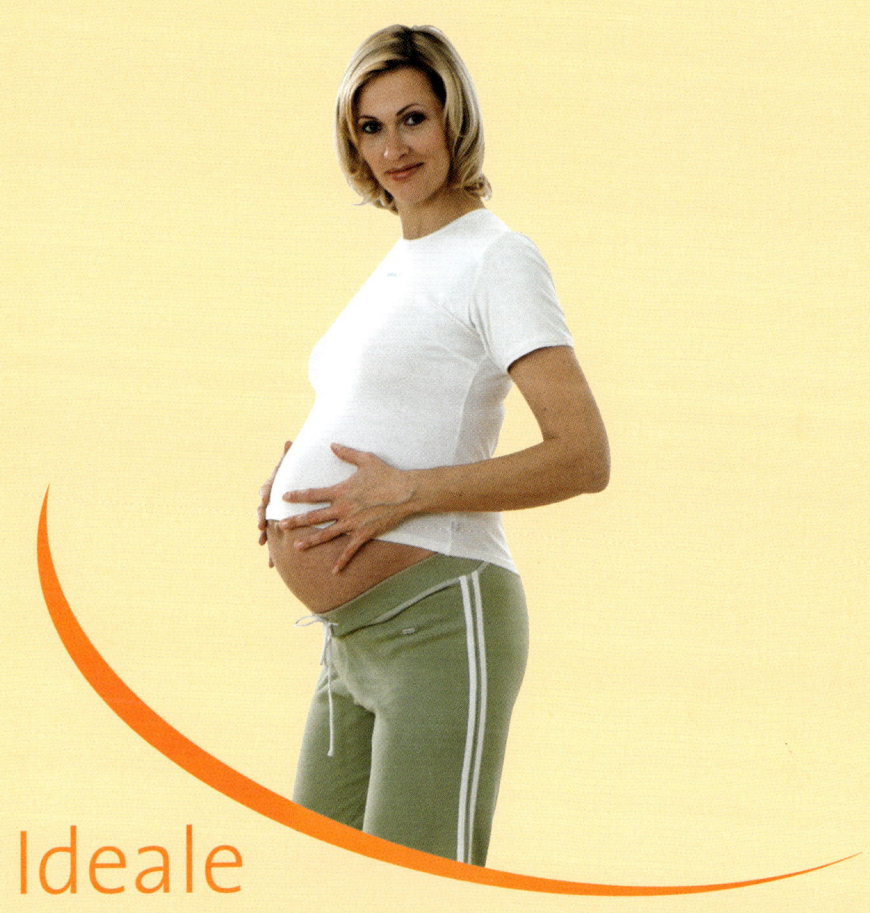

Ideale
Gymnastik für die
Schwangerschaft

Aktiv und fit sein von Anfang an

Die Schwangerschafts-gymnastik – im richtigen Maß betrieben – stärkt auf sanfte Weise Ihre Gesundheit und auch die Ihres Kindes.

Wer gesund ist, sich wohl fühlt und eine normale Schwangerschaft erlebt, kann die Übungen der Schwangerschaftsgymnastik risikolos ausführen und darüber hinaus sogar ein sanftes sportliches Training (siehe Seite 34 ff.) absolvieren.

Wer als Risikoschwangere gilt, kann sich mit den Atemübungen (siehe Seite 16 ff.) vertraut machen, sollte aber alle anderen aktiven Übungen nur nach Absprache mit dem Frauenarzt ausführen. Bei drohender Frühgeburt, vorzeitigen Wehen oder einem bereits leicht geöffneten Muttermund sollten Sie auf aktive Übungen ganz verzichten. Atemübungen sind dagegen immer angebracht.

Fragen Sie immer Ihren Frauenarzt, welche Art der Bewegung für Sie sinnvoll ist.

Gymnastik zum Wohlfühlen

Achten Sie bei allen Aktivitäten immer darauf, dass Sie sich nicht überanstrengen und die Übungen individuell ausführen. Das heißt, Sie passen die Übungen so an, dass Sie sich dabei wohl fühlen und ein gutes Gefühl beim Üben haben. Denn zwischen sanftem Ausdauersport, leichten Gymnastikübungen und sportlichen Betätigungen liegen oftmals Welten.

Vorteile der Schwangerschaftsgymnastik

▶ Ein zu niedriger Blutdruck wird durch die Übungen aktiviert und es erfolgt somit eine Kreislaufstabilisierung.

▶ Regelmäßige Gymnastik und sanftes Ausdauertraining bewirken eine bessere Sauerstoffaufnahmefähigkeit über die Lunge. Außerdem kann das Herz das vermehrte Blutvolumen effektiver durch den Körper pumpen.

▶ Auf diese Weise wird die Versorgung von Muskeln und Organen mit Blut und Sauerstoff optimal gefördert. Stoffwechselabfallprodukte und Schlacken können ausgeschieden und neue Nährstoffe aufgenommen werden.

▶ Die Gefäßwände werden stabilisiert, der venöse Rückfluss des Blutes zum Herzen verbessert sich.

▶ Es kommt zu einer Anpassung im Bereich der Atmung: Die Atemfrequenz sinkt ein wenig im Anschluss an das Training. Sie kommen daher nicht mehr so schnell aus der Puste.

▶ Das Körpergewicht nimmt lediglich im Normbereich zu, es werden weniger Fettdepots eingelagert.

▶ Bewegung fördert den Wasserrückfluss, Wassereinlagerungen wird auf diese Weise vorgebeugt.

▶ Es kommt zum Ausgleich von muskulären Dysbalancen (Ungleichgewichten).

▶ Beschwerden, die durch die veränderte Haltung auftreten, bessern sich.

▶ Im Gehirn werden Glückshormone ausgeschüttet. Die Stimmung steigt.

Beachten Sie bitte die Ratschläge, in welchem Stadium Ihrer Schwangerschaft Sie welche Übungen ausführen sollten. Im Zweifelsfall fragen Sie Ihren Arzt.

Das Training in der 1. bis 13. Woche

Diese Zeit ist die empfindlichste der Schwangerschaft. Der Embryo durchläuft alle Phasen der Entwicklung. Ihr Körper hat mit Anpassungsschwierigkeiten zu kämpfen.

Eventuell leiden Sie unter Übelkeit und Erbrechen. Schwindel, Harndrang und bleierne Müdigkeit machen das Bewegungstraining manchmal zur Strapaze. Bewegung an sich kann die Übelkeit im Einzelfall noch verstärken. Aktive Schwangerschaftsgymnastik sollten Sie jetzt nur dann ausführen, wenn Sie Lust dazu haben und sich dabei wohl fühlen. Ansonsten tut ein Spaziergang an der frischen Luft Körper und Seele gut.

Die neun Monate Ihrer Schwanger- schaft sind eine Zeit voller Ver- änderungen und Umstellungen. Mit einigen einfachen Übungen können Sie dafür sorgen, dass diese Zeit entspannt und angenehm für Sie wird.

▶ Atemübungen (siehe Seite 16 ff.) schenken neue Kraft und geben Schwung, wenn Sie sich sehr müde fühlen.
▶ Atemübungen im warmen Wasser (Schwimmbad) beleben.
▶ Sanftes Stretching und Dehnübungen (siehe Seite 22 ff.) helfen gegen Verspannungen.

Das Training in der 14. bis 26. Woche

Die 14. bis 26. Woche ist oftmals die beste Zeit einer Schwangerschaft. Übelkeit und Erbrechen sind verschwunden, der Kreislauf hat sich stabilisiert und das Gewicht des Kindes belastet Sie noch nicht zu sehr.

▶ Während dieser Zeit können alle Übungen der Schwangerschafts- gymnastik ausgeführt werden. Natürlich immer vorausgesetzt, Ihr Frauenarzt hat Ihnen dazu grünes Licht gegeben.
▶ Auch ein sanftes Sportprogramm (siehe Seite 34 ff.) ist angebracht.

Wann Sie zum Arzt müssen

Sie müssen sofort die Schwangerschaftsgymnastik abbrechen und umgehend Ihren Frauenarzt aufsuchen, wenn

▶ anhaltende starke Kopfschmerzen auftreten,
▶ übermäßiger Vaginalausfluss auftritt,
▶ Fruchtwasser abgeht oder gar die Fruchtblase platzt,
▶ Sie anhaltende Schmerzen im Bauch verspüren,
▶ sich starke Schwellungen an Händen und Fußknöcheln bilden, Blutungen jeglicher Art auftreten.

Das Training in der 27. bis 42. Woche

Das zusätzliche Gewicht kann nun langsam unangenehm werden. Einige Schwangerschaftsbeschwerden, wie zum Beispiel Ischiasschmerzen, können hinzukommen, denn Ihr Rücken wird stark belastet. Vermeiden Sie langes Stehen. Alle Übungen der Schwangerschaftsgymnastik werden jetzt langsamer ausgeführt. Gegen Ende der Schwangerschaft sollten Sie Ihr Sportprogramm einschränken.

▶ Besonders zu empfehlen sind Übungen im Wasser und Spaziergänge.

▶ Meiden Sie ruckartige Bewegungen.

▶ Kreislaufübungen (siehe Seite 13 ff.) schützen vor Schwindelgefühlen.

▶ Beckenbodenübungen (siehe Seite 49 ff.) bereiten den Beckenboden auf die Entbindung vor.

Vorbereitungen und Tipps zu den Übungen

▶ Üben Sie nur in bequemer Kleidung mit warmen Socken und auf einer flauschigen Decke, einem Lammfell und eventuell mit einem oder mehreren Kissen.

▶ Lüften Sie den Raum vor der Gymnastik.

▶ Gestalten Sie Ihr Übungsplätzchen nach Lust und Laune mit Kerzen, Duftlampen, Blumen, Tüchern oder Lieblingsgegenständen, damit Sie sich richtig wohl fühlen können und die Atmosphäre Ihnen angenehm ist.

▶ Entleeren Sie Ihre Blase vor dem Üben.

▶ Üben Sie so, dass Sie sich noch bequem während des Übens unterhalten könnten.

▶ Trinken Sie während der Gymnastik genügend.

▶ Akzeptieren Sie, dass Sie nicht immer in gleich guter körperlicher und seelischer Verfassung sind – an manchen Tagen »geht einfach gar nichts«.

▶ Wer in der heißen Sommerzeit schwanger ist, muss besonders mit Kreislaufproblemen rechnen und sollte daher alle Gymnastikübungen

Sie benötigen weder allzu viel Zeit noch besonders ausgefallene Hilfsmittel. Lediglich für die Übungen mit dem Sitzball bzw. dem Sitzsack ist eine Anschaffung nötig. Eventuell können Sie sich ja auch bei Bekannten einen solchen Ball oder Sack ausleihen.

mit deutlich weniger Kraftaufwand als sonst ausführen oder eventuell gleich zum Schwimmen in ein Freibad gehen. Ganz wichtig: Trinken Sie jetzt besonders viel!

▶ Wer im Winter schwanger ist, ist anfälliger für Rücken- und Ischiasbeschwerden. Legen Sie daher besonderen Wert auf eine optimale Aufwärmung (siehe Seite 13 ff.). Muskeln und Gelenke mögen kein feuchtkaltes Wetter und reagieren mit Verspannungen und Beschwerden, wenn sie nicht genügend aufgewärmt werden.

▶ Achten Sie auf die Signale, die Ihr Körper aussendet: Manchmal ist Ruhe besser als Bewegung!

▶ Wenn Sie Beschwerden am Schambein verspüren, lassen Sie alle Übungen weg, bei denen die Beine gegrätscht werden.

Versäumen Sie auf keinen Fall die Vorsorgeuntersuchungen bei Ihrem Frauenarzt. Nur so können Risiken oder Probleme in der Schwangerschaft rechtzeitig erkannt und gegebenenfalls entsprechende Maßnahmen ergriffen werden.

Wann Sie das Training sofort beenden sollten

▶ Wenn Sie Beschwerden bekommen oder sich plötzlich unwohl fühlen. Atmen Sie dann tief durch. Beenden Sie das Training und verschieben Sie es auf einen anderen Zeitpunkt.

▶ Wenn Sie anhaltende Vorwehen verspüren. Jetzt ist Ruhe angebracht. Atemübungen (siehe Seite 16 ff.) bringen Gelassenheit und bauen Stress ab.

▶ Wenn Sie Schmerzen im gesamten Beckenbereich verspüren. Auch hier sind Ruhe und sanfte Bewegungen besser als zu anstrengende Gymnastikübungen oder gar sportliche Betätigung.

▶ Wenn Ihnen schwindelig oder plötzlich übel wird. Das kann auf eine Unterzuckerung und einen zu niedrigen Blutdruck hinweisen. Stabilisieren Sie sanft Ihren Kreislauf (siehe Seite 13 ff.) und achten Sie darauf, immer wieder eine Kleinigkeit zu essen, um Ihren Blutzuckerspiegel etwas anzuheben.

▶ Wenn Sie das Üben zu sehr ermüdet oder gar erschöpft. Ruhe und Atemübungen (siehe Seite 16 ff.) bringen Ihnen dann wieder neue Kräfte.

Aufwärmprogramm und Kreislauftraining

Bevor Sie mit den Übungen beginnen, sollten Sie immer ein sanftes Aufwärmprogramm absolvieren, das Sie vor Zerrungen und Verletzungen schützt und gleichzeitig auch Ihren Kreislauf in Schwung bringt.

Gerade in den ersten Monaten der Schwangerschaft kann ein niedriger Blutdruck zusammen mit der Hormonumstellung Probleme bereiten. Auch in den heißen Sommermonaten, bei turbulentem Wetterwechsel oder häufigen Temperaturschwankungen neigen viele Schwangere zu Schwindelgefühlen. Wer also unter einem instabilen Kreislauf leidet, sollte den Tag mit leichten, anregenden Übungen beginnen und so wenig wie möglich nur sitzen oder liegen. Eine sanfte und schonende, aber gleichmäßig über den Tag verteilte Bewegungsaktivität stabilisiert den Kreislauf.

Trinken Sie während des Trainings Mineralwasser und atmen Sie tief in den Bauch hinein. So wird Ihr Körper mit Sauerstoff und Mineralien versorgt, was vorbeugend gegen Schwindel wirkt.

Die Aufwärm- und Kreislaufübungen

Stellen Sie sich bei diesen Übungen vor, Sie laufen über Sonnenstrahlen und stärken dabei Körper und Seele.

Walking on sunshine

Sie gehen bei dieser Übung über Sonnenstrahlen und blicken auf einen wunderschön blauen Himmel. Legen Sie dazu Ihre flotteste Lieblingsmusik auf.

Das Kreislauftraining macht mit einer fetzigen Musik noch viel mehr Spaß!

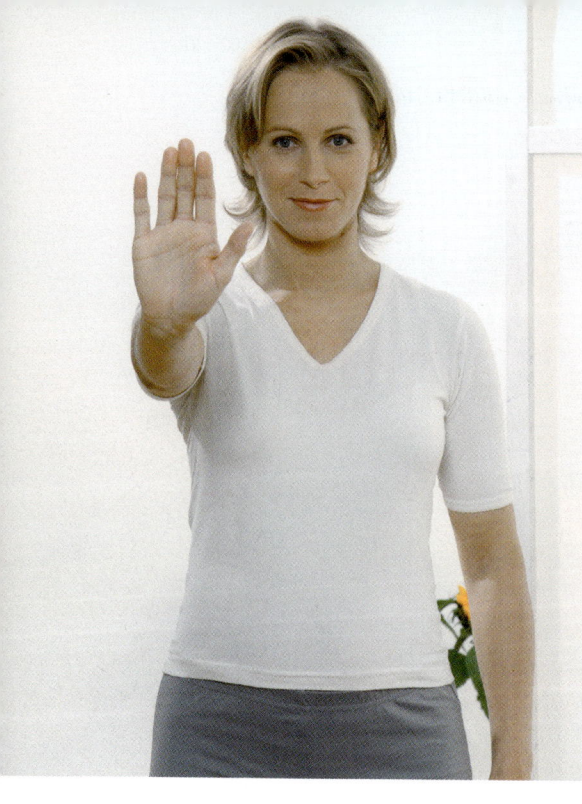

▶ Sie stehen aufrecht mit hüftbreit geöffneten Beinen.

▶ Marschieren Sie am Platz. Nehmen Sie die Arme locker im Takt schwingend mit.

▶ Gehen Sie, bis Ihr Musiktitel zu Ende ist.

Sei gegrüßt, du schöne Welt!

Bei dieser Übung schicken Sie Herzensgrüße in die Welt hinaus. Legen Sie jetzt ein etwas ruhigeres Musikstück auf.

▶ Sie stehen aufrecht mit hüftbreit geöffneten Beinen.

▶ Schieben Sie im Takt abwechselnd immer einen Arm nach vorne. Die Handflächen zeigen dabei ebenfalls nach vorne. So grüßen Sie die Welt (Bild links oben).

▶ 30 Sekunden lang wiederholen.

Hol dir die Sonne!

Bei dieser Übung stellen Sie sich vor, wie Sie helles Sonnenlicht in den Körper holen.

▶ Sie stehen aufrecht mit hüftbreit geöffneten Beinen.

▶ Gehen Sie leicht in die Knie. Strecken Sie beide Arme nach vorne und schöpfen Sie mit geöffneten Armen Sonnenlicht.

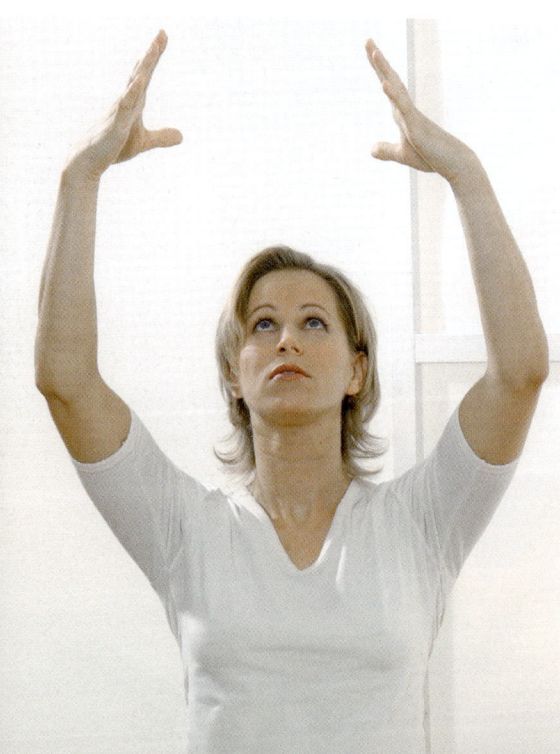

▶ Strecken Sie Ihre Arme über Ihren Kopf.

▶ Führen Sie nun Arme und Hände zu sich heran, als ob Sie die Sonne vom Himmel herabholen wollten (Bild Seite 14 unten).

▶ 15- bis 20-mal wiederholen.

Die liegende Acht

Die liegende Acht ist das Zeichen für Unendlichkeit und sie ist das Zeichen für Herzensweite.

▶ Sie stehen aufrecht mit hüftbreit geöffneten Beinen.

▶ Legen Sie beide Handflächen zusammen und beschreiben Sie schwungvoll zum Takt Ihrer Musik mit den Armen eine liegende Acht vor Ihrem Körper (Bild rechts).

Mein Herz ist fröhlich

▶ Sie stehen aufrecht mit hüftbreit geöffneten Beinen.

▶ Legen Sie beide Handflächen zusammen und halten Sie die Hände vor Ihr Herz.

▶ Gehen Sie leicht in die Knie und schwingen Sie nun mit dem Oberkörper von rechts nach links und wieder zurück.

▶ 30 Sekunden lang wiederholen.

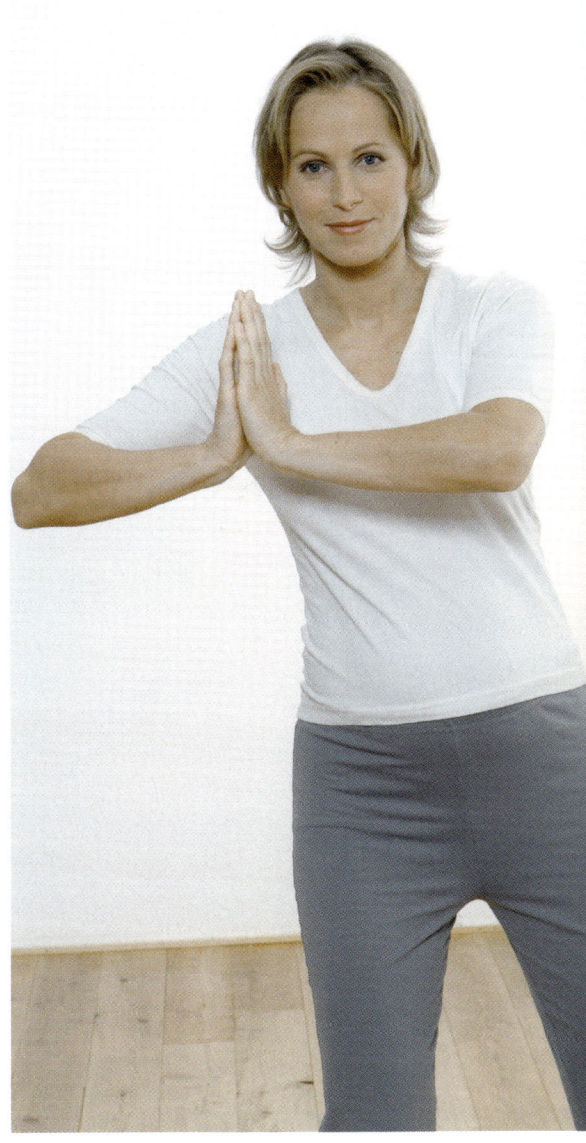

Gymnastik im
Rhythmus des Atems

Mit der richtigen Atemtechnik können die Wehen verarbeitet und ausgehalten werden.

Bei der Atemgymnastik werden Bewegung und tiefe Bauchatmung gekoppelt. Diese speziellen Übungen schenken dem Körper vor allem aktive Erholung, Entspannung und Beweglichkeit. Wenn Sie sich gerne bewegen, kann die Atemgymnastik, wenn Sie sie während der Eröffnungsphase der Geburt ausführen, wahre Wunder wirken. Die Schmerzempfindung reduziert sich und wird durch die Kombination von Atem und Bewegung aufgefangen, so dass sich der Schmerz verteilt und weniger punktuell zu spüren ist. Außerdem wird durch die Bewegung das subjektive Zeitempfinden verkürzt (eine Wehe dauert ungefähr 60 Sekunden, wird jedoch während der aktiven Atembewegung kürzer empfunden).

Bitte beachten:

▶ Führen Sie alle Übungen harmonisch fließend aus, so dass es aussieht, als hätten sie keinen Anfang und kein Ende.

▶ Üben Sie immer in Ihrem eigenen Atemrhythmus.

Die Übungen der Atemgymnastik

Während Sie üben, gehen Sie gedanklich mit Ihrem Baby im Bauch in den Tierpark. Dabei beobachten Sie viele lustige Tiere und genießen den Duft seltener Blüten und grüner Parkanlagen.

Das lustige Äffchen

Schon von weitem erspähen Sie das lustige Äffchen, das seine Arme schwingen lässt.

▶ Stellen Sie sich mit hüftbreit geöffneten Beinen auf Ihre Decke.

▶ Atmen Sie tief in den Bauch hinein, ohne dabei Schultern und Brustkorb anzuheben und beugen Sie den Oberkörper leicht vor.

▶ Atmen Sie langsam auf »Hhhh« aus. Lassen Sie dabei die Arme wie zwei Affenarme vor dem Körper schaukeln. Ihr Oberkörper wiegt sich hin und her, Ihre Arme hängen dabei kraftlos herunter (Bild rechts oben).

▶ Richten Sie sich langsam wieder auf und wiederholen Sie die Übung.

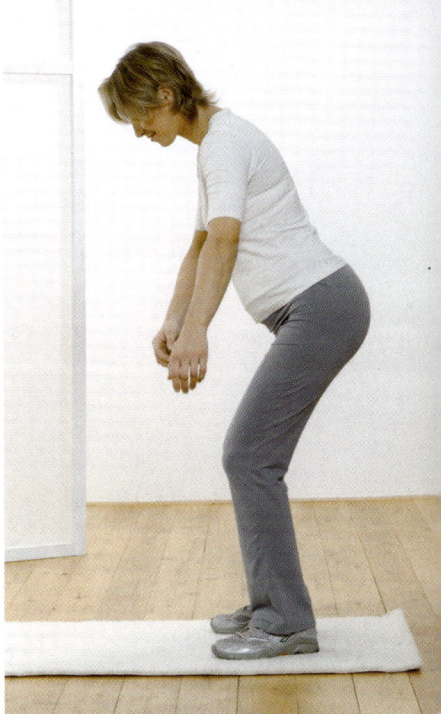

Birke im Wind

Der Wind bewegt die zarten Birken, die sich dabei leicht zur Seite neigen.

▶ Stellen Sie sich aufrecht mit hüftbreit geöffneten Beinen auf die Decke.

▶ Atmen Sie tief in den Bauch hinein und schaukeln Sie beim Ausatmen auf »Hhhh« mit dem Oberkörper von rechts nach links und wieder zurück (Bild rechts unten).

▶ Bleiben Sie in dieser sanften Schaukelbewegung und atmen Sie in einem ruhigen Rhythmus weiter.

Die Apfelblüte

Sie haben sich jetzt unter einem Apfelbaum auf eine Bank gesetzt und träumen ein bisschen vor sich hin.

▶ Setzen Sie sich im Schneidersitz bequem auf die Decke.

▶ Beugen Sie den Oberkörper ein wenig nach vorne und legen Sie beide Handflächen aneinander.

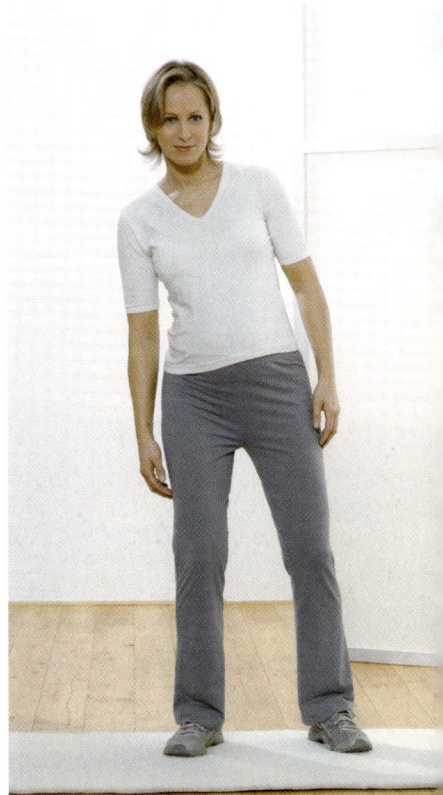

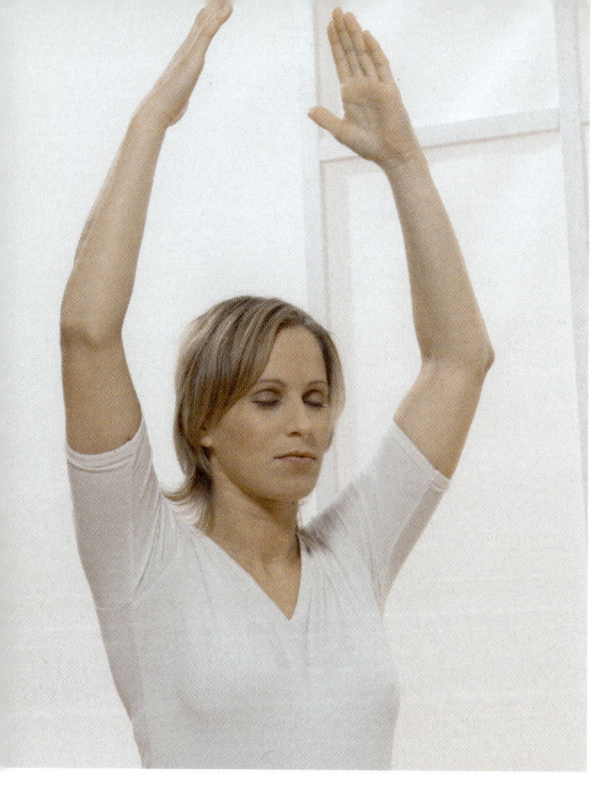

▶ Dann atmen Sie tief in den Bauch hinein.

▶ Führen Sie Ihre Arme mit den geschlossenen Händen langsam nach oben bis über den Kopf und richten Sie dabei den Oberkörper auf, bis die Einatmung beendet ist.

▶ Beim Ausatmen öffnen Sie die Hände, als ob sich eine Blüte öffnet (Bild rechts oben).

▶ Führen die Arme langsam wieder nach unten, wobei Sie mit dem Oberkörper nach vorne sinken.

▶ Wiederholen Sie alles mindestens 2-mal.

Die Margarite

Eine Wiese voller Margariten lädt Sie nun zum Verweilen ein.

▶ Setzen Sie sich bequem auf die Decke, am besten im Schneidersitz.

▶ Dann schieben Sie beide Hände unter Ihr Gesäß und erspüren die zwei »harten Stellen«, die so genannten Sitzknochen.

▶ Über diese Knochen hinweg schaukeln Sie jetzt von rechts nach links und wieder zurück (Bild rechts unten). Atmen Sie dabei tief ein und langsam wieder aus.

▶ 30 Sekunden lang ausführen.

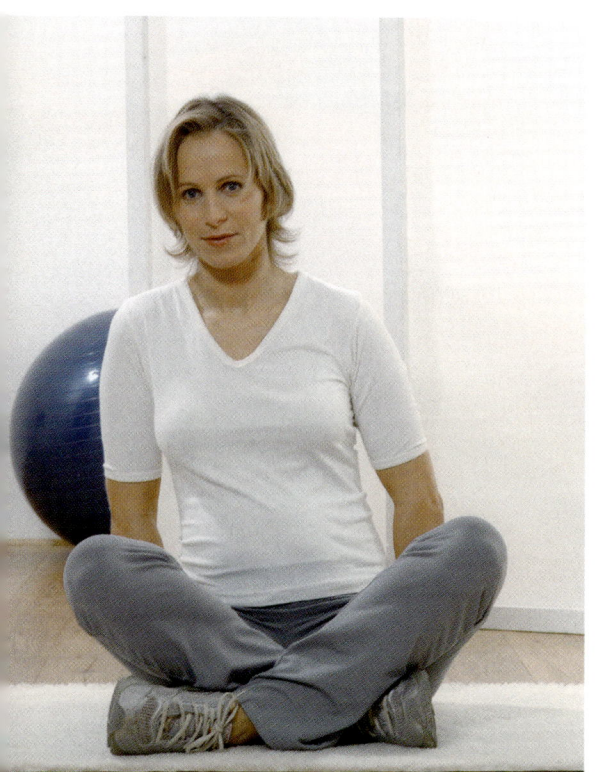

Das Kätzchen

Ein Kätzchen schmeichelt um Ihre Beine. Sie streicheln es, bis es zufrieden schnurrt.

▶ Begeben Sie sich in den Vierfüßlerstand auf Knie und Hände.

▶ Atmen Sie langsam in den Bauch und schicken Sie den Atem in Ihren Rücken.

▶ Runden Sie den Rücken zum Katzenbuckel. Dabei lassen Sie den Kopf locker hängen (Bild unten).

▶ Beim Ausatmen sinkt der Rücken wieder zusammen, bis der Bauch entspannt nach unten hängt.

▶ Wiederholen Sie die Übung einige Male.

Das Katzentreffen

Einige andere Katzen haben Sie entdeckt und wollen sich auch streicheln lassen.

▶ Begeben Sie sich wieder in den Vierfüßlerstand auf Knie und Hände.

▶ Senken Sie Ihr Becken und schieben Sie das Gesäß nach hinten.

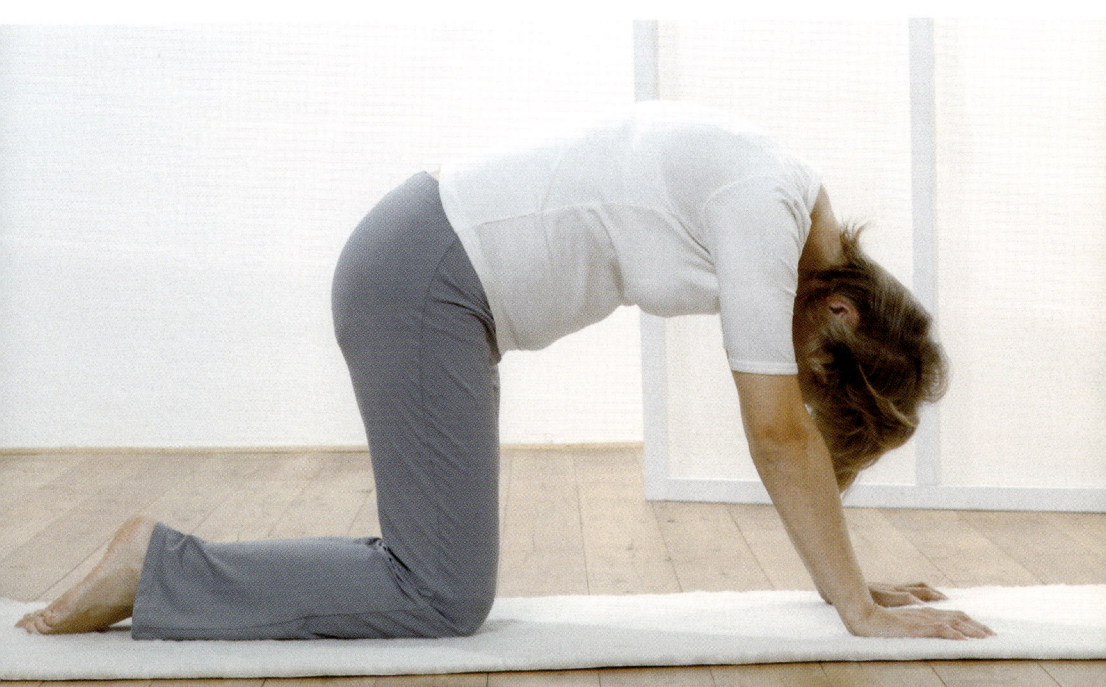

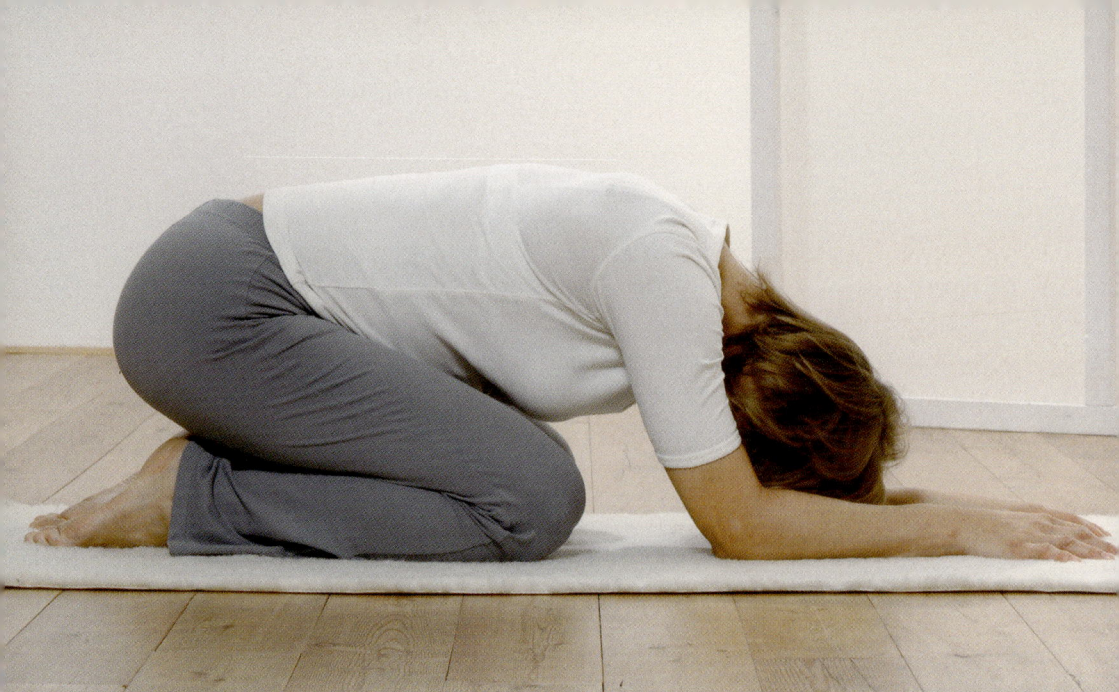

▶ Strecken Sie Ihre Arme nach vorne wie eine Sphinx: Die Ellenbogengelenke sind angewinkelt und liegen parallel. Nun sind Sie in einer Art Vierfüßlerhocke. Ihr Bauch hängt zwischen Ihren Oberschenkeln (Bild oben).

▶ Atmen Sie nun in den Bauch hinein und heben Sie dabei den Oberkörper leicht an.

▶ Beim Ausatmen senken Sie den Oberkörper, bis der Kopf fast den Boden berührt und Sie auf Ihren Unterarmen liegen.

▶ Gehen Sie langsam wieder nach oben in den Vierfüßlerstand und wiederholen Sie die Übung.

Das Mäuslein

Eine Maus huscht vorbei und sieht die Katzen. Sie schaut sich um und rennt davon.

▶ Setzen Sie sich bequem auf Ihre Decke. Neigen Sie ganz vorsichtig den Kopf nach unten Richtung Brustbein.

▶ Atmen Sie nun tief ein und heben Sie dabei den Kopf wieder an.

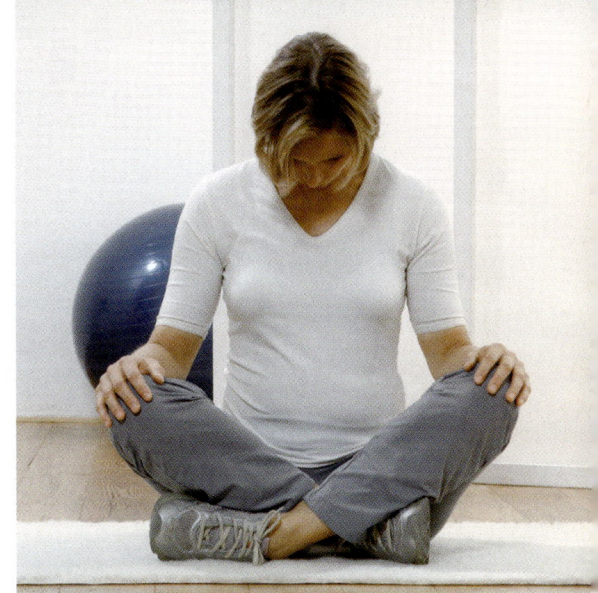

▶ Beim Ausatmen lassen Sie den Kopf wieder langsam sinken (Bild rechts).

▶ Wiederholen Sie die Übung 5-mal.

Der Pfau

Im Tierpark gibt es auch einen Pfau, der soeben an Ihnen vorbeistolziert und sein schönes Rad präsentiert.

▶ Stellen Sie sich mit hüftbreit geöffneten Beinen auf Ihre Decke.

▶ Die Arme lassen Sie locker neben dem Körper herunterhängen.

▶ Atmen Sie nun ein und beugen Sie dabei ganz leicht die Knie.

▶ Holen Sie ebenso leicht mit den Armen Schwung und strecken Sie die Arme nach oben, wobei Sie Ihr Gewicht auf das rechte Bein verlagern (Bild rechts unten).

▶ Atmen Sie langsam aus und wechseln Sie wieder zurück in die Ausgangsstellung.

▶ Beim nächsten Einatmen verlagern Sie beim Strecken der Arme Ihr Gewicht auf das linke Bein.

▶ Versuchen Sie, die Bewegungen der Übung mit dem ganzen Körper auszuführen, aus dem natürlichen Schwung der Atmung heraus.

▶ Führen Sie die Übung 5-mal nach jeder Seite aus.

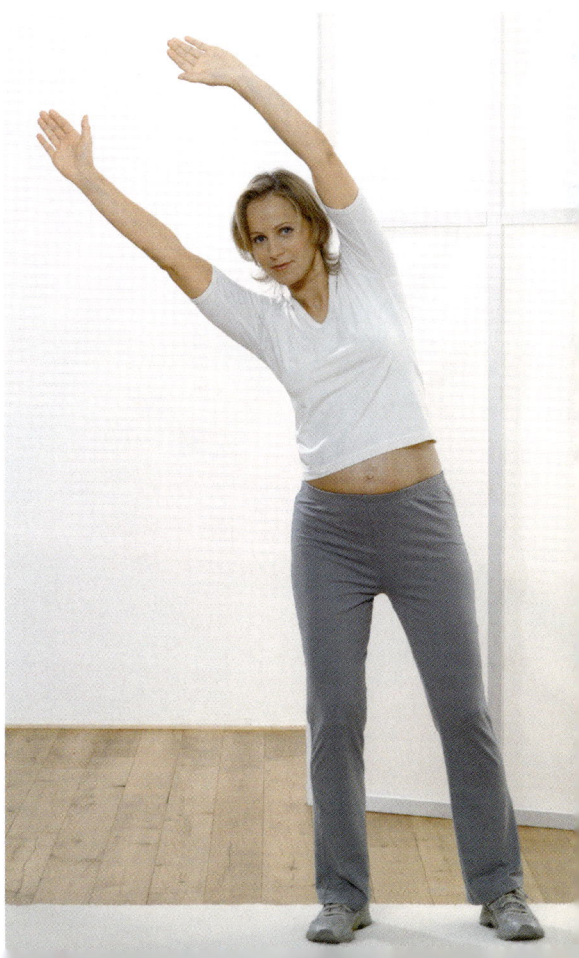

Sanftes **Stretching** für mehr **Elan** und **Geschmeidigkeit**

»Der Spatz« dehnt die Armmuskeln, kräftigt die Muskeln des Rückens und hält die Gelenke zwischen Schulterblatt, Schlüsselbein und Arm schön geschmeidig.

Die folgenden Übungen dehnen Ihre Muskeln und halten sie dadurch geschmeidig. Sie beugen Muskelkrämpfen vor und geben Ihrem Körper auf sehr sanfte Weise Elastizität und Elan. Nach einem anstrengenden Tag tun diese Übungen besonders gut. Das sanfte Rekeln und Strecken baut Stress und Verspannungen ab. Auch Rückenschmerzen durch zu langes Sitzen oder Liegen verschwinden rasch wieder.

Die Stretchingübungen

Weil es im Tierpark so schön ist, zieht es Sie immer wieder dorthin. Und während der milde Frühlingswind das zarte Grün der Bäume berührt,

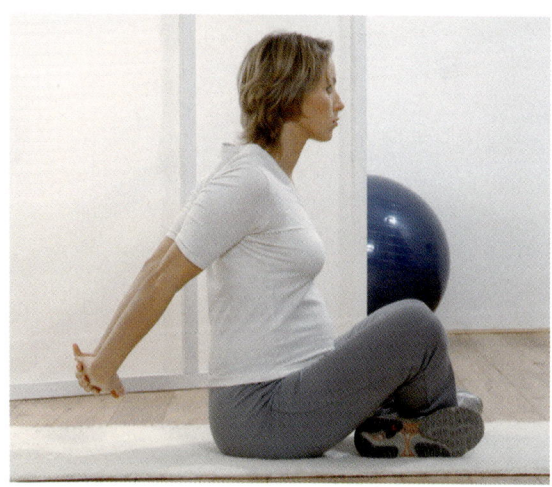

streifen Sie durch die Natur und beobachten die frei laufenden Tiere sowie diejenigen in den Gehegen. Natürlich sind Sie weiterhin mit den hübschen, blühenden Pflanzen des Parks verbunden und lassen es sich wohl ergehen.

Der Spatz

Ein kleiner Spatz hüpft vorbei und schaut Sie neugierig an. Er stellt seine Schwanzfedern auf und fliegt davon, nachdem Sie ihm ein paar Kekskrümel hingeworfen haben.

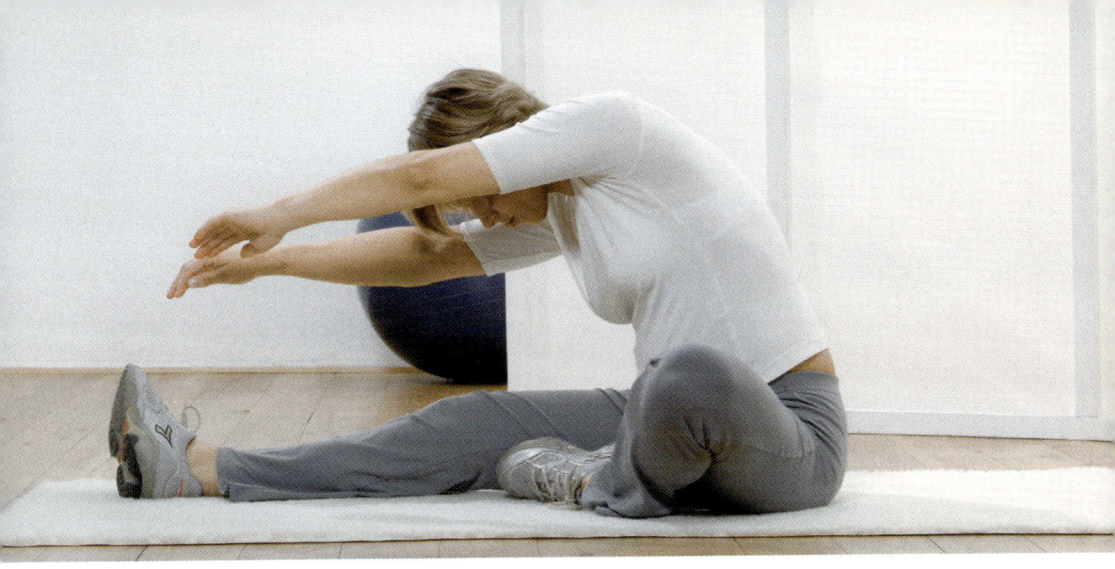

▶ Setzen Sie sich bequem auf Ihre Decke.

▶ Führen Sie beide Arme gestreckt nach hinten. Verschränken Sie Ihre Hände und ziehen Sie nun die weiterhin gestreckten Arme langsam nach hinten und oben (Bild Seite 22).

▶ Halten Sie die Spannung 20 Sekunden lang, dann lassen Sie die Arme sinken.

Der hungrige Elefant

Die Elefanten werden gerade gefüttert. Sie stehen vor dem Gehege und schauen dabei zu. Sie staunen über die Geschicklichkeit dieser Tiere.

▶ Setzen Sie sich auf Ihre Decke.

▶ Strecken Sie das rechte Bein gerade zur Seite. Das andere Bein winkeln Sie vor dem Körper an. Danach nehmen Sie die Arme gestreckt nach oben über den Kopf wie einen Elefantenrüssel.

▶ Atmen Sie aus und beugen Sie sich dabei mit beiden Armen zum gestreckten Bein. Federn Sie dabei nicht nach, um tiefer herab zum Bein zu kommen (Bild oben).

▶ Spüren Sie in die Dehnung hinein, bis der Zug nicht mehr zu spüren ist.

▶ Dann atmen Sie noch einmal aus und sinken noch ein klein wenig tiefer.

▶ Beim Einatmen rollen Sie sich ganz langsam Wirbel für Wirbel wieder auf.

▶ Strecken Sie nun das linke Bein zur Seite aus und winkeln Sie das rechte an. Wiederholen Sie die Übung in dieser Position.

Wirkung: Diese Übung dehnt die Rumpfmuskulatur, die Oberschenkel-innenseiten (Adduktoren) und den Beckenboden.

Wichtig: Wenn Sie Schambeinbeschwerden haben, sollten Sie auf diese Übung verzichten.

Die Fische

In einem großen Wasserbecken schwimmen ein paar Fische mit leichten Schlängelbewegungen vorbei.

▶ Legen Sie sich so bequem wie möglich flach auf den Rücken.

▶ Stellen Sie die Beine etwas an, setzen Sie den rechten Fuß auf Ihr linkes Knie und kippen Sie die Beine langsam zur linken Seite.

▶ Atmen Sie aus.

▶ Strecken Sie beide Arme gerade zu den Seiten aus und drehen Sie den Kopf nach rechts (Bild unten).

▶ Bleiben Sie einige Sekunden in dieser Position liegen.

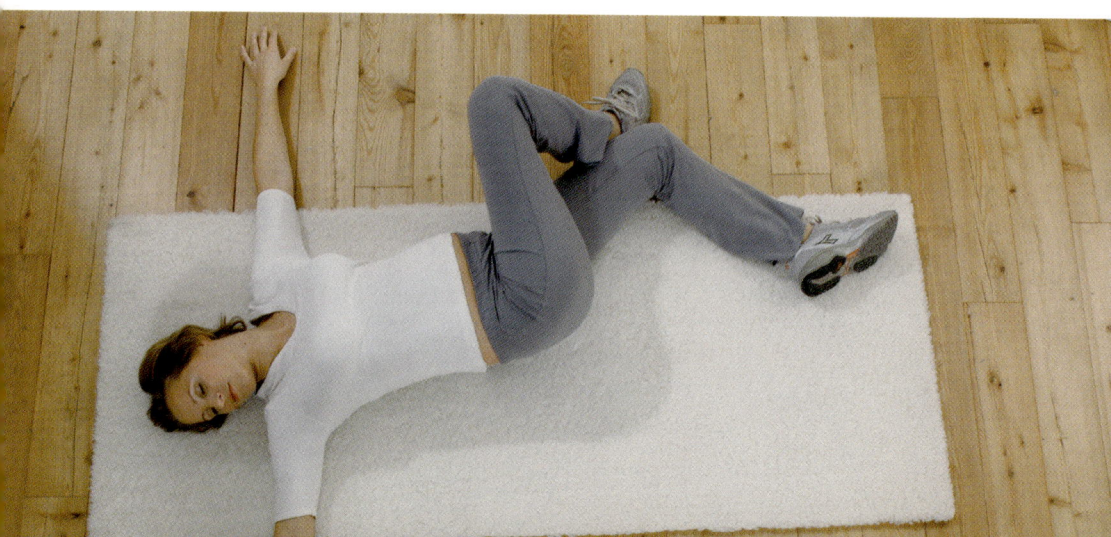

▶ Danach lösen Sie die Spannung, drehen den Kopf zur Mitte und bringen die Beine wieder in die Mittelposition zurück.

▶ Beim nächsten kräftigen Ausatmen wechseln Sie die Seiten: linken Fuß auf das rechte Knie setzen, Beine zur rechten Seite kippen, den Kopf nach links drehen.

Wirkung: Diese Übung beugt Rückenschmerzen vor. Sie dient insbesondere der Haltungsschulung und entspannt durch die Drehung im Lendenwirbelbereich. Lästige Kreuzschmerzen verschwinden bei regelmäßigem Üben.

Das Eselchen

Ein kleiner Esel will nicht weitergehen. Er bleibt stehen und beäugt Sie gründlich.

▶ Stellen Sie sich aufrecht mit hüftbreit geöffneten Beinen vor eine Wand und stürzen Sie sich mit den Händen daran ab.

▶ Gehen Sie in eine Schrittstellung, das heißt, Sie stellen den linken Fuß weit nach hinten. Dabei ist das linke Bein gestreckt, das rechte wird leicht gebeugt (Bild rechts).

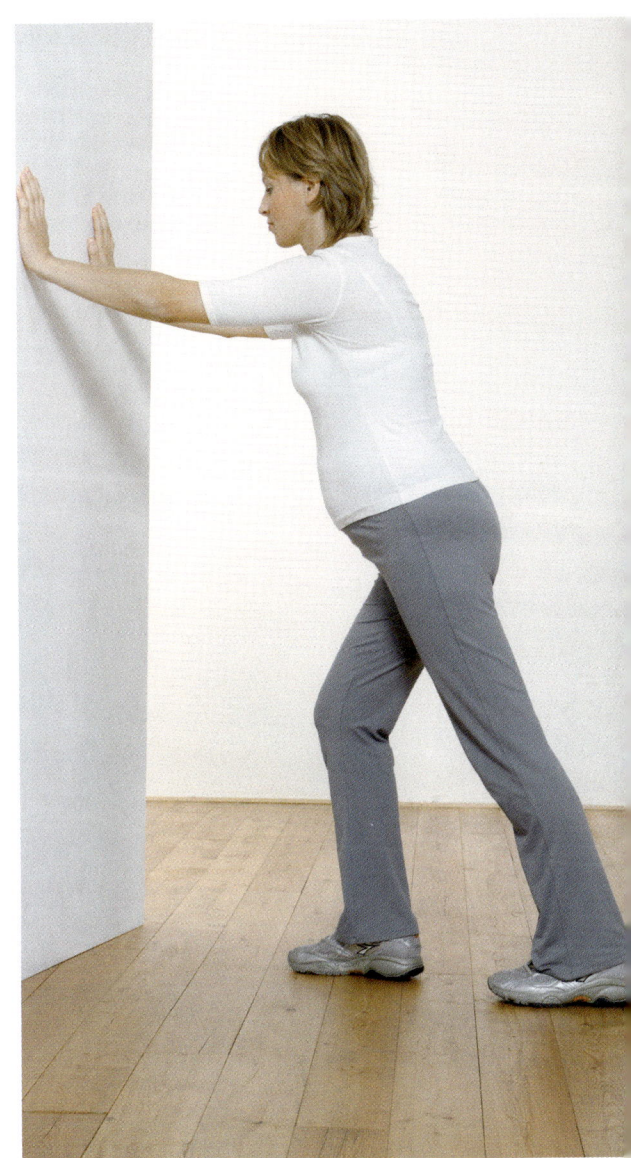

▶ Vergrößern Sie nun den Schritt so weit, dass Ihre beiden Fersen noch Bodenkontakt haben. Achten Sie darauf, dass Ihr hinterer Fuß nicht verdreht wird. Lieber verkleinern Sie die Schrittgröße.

▶ Spüren Sie die Dehnung der Wadenmuskulatur des linken Beines (es sollte nie schmerzhaft sein) und atmen Sie dabei tief ein und aus.

▶ Halten Sie die Dehnung 20 Sekunden.

▶ Danach lösen Sie die Spannung. Wiederholen Sie die Übung mit dem rechten Fuß in Schrittstellung.

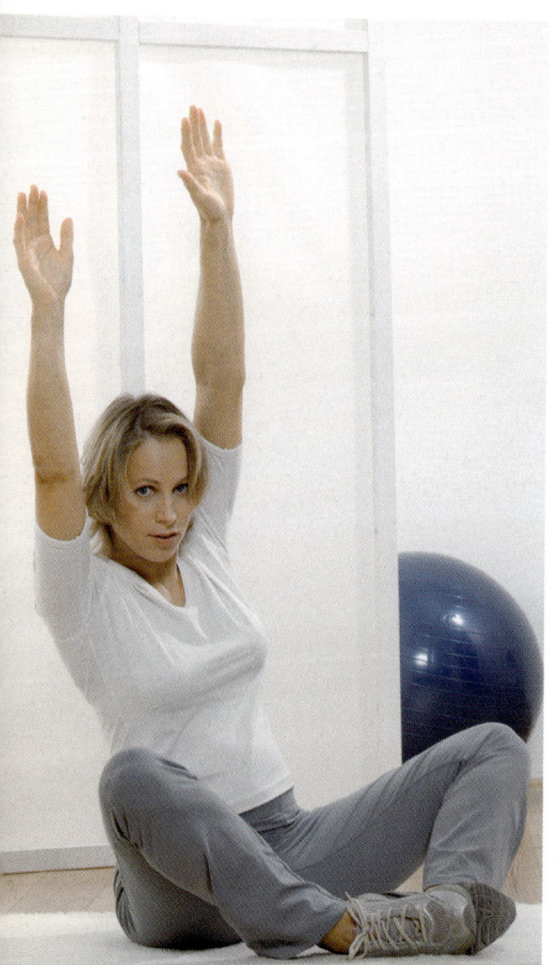

Wirkung: Diese Übung beugt Wadenkrämpfen vor und dehnt die verkürzte Wadenmuskulatur.

Die Libelle

Eine Libelle setzt sich kurz in Ihr Haar. Sie schauen ihr hinterher, als sie wegfliegt.

▶ Setzen Sie sich auf eine Decke.

▶ Legen Sie die Fußsohlen aneinander, so dass Ihre Ober- und Unterschenkel auseinanderfallen. Umfassen Sie Ihre Füße.

▶ Richten Sie nun den Oberkörper auf. Führen Sie die Arme gestreckt nach oben und beugen Sie den Oberkörper leicht zur rechten und zur linken Seite (Bild links).

Wirkung: Die Übung dehnt den Beckenboden, beugt einer Überlastung des Beckens vor, stabilisiert es und dehnt Oberschenkelinnenseiten und Rumpfmuskulatur. Bei Beschwerden in der Schambeinregion lassen Sie diese Übung aus.

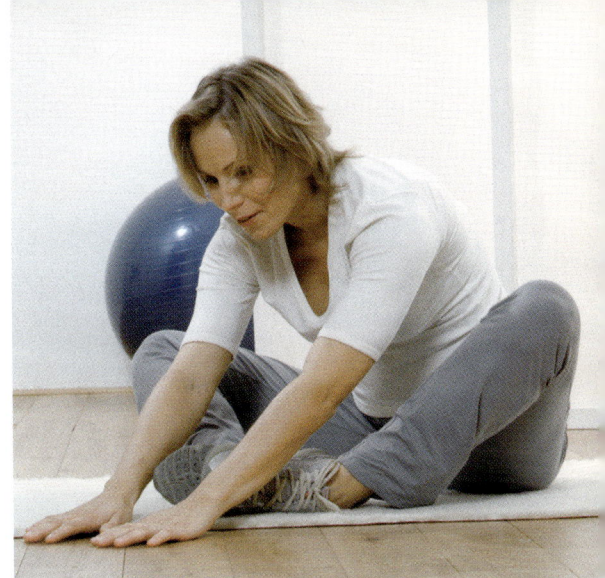

Variation der Libelle

▶ Beugen Sie den Oberkörper nach vorne und stützen Sie sich mit den Händen vor dem Körper ab (Bild rechts oben). Schicken Sie Ihren Atem zu Beckenboden und Scheide hin.

▶ Verlagern Sie dann Ihr Gewicht nach hinten und stützen Sie sich mit beiden Händen hinter Ihrem Körper ab.

Der müde Flamingo

Ein Flamingo steht ganz ruhig auf einem Bein vor einem Teich.

▶ Stellen Sie sich aufrecht vor einen Stuhl und halten Sie sich an der Lehne fest.

▶ Umfassen Sie mit der linken Hand den linken Fußknöchel und ziehen Sie das linke Bein zum Gesäß.

▶ Drücken Sie die Ferse – wenn möglich – gegen das Gesäß. Achten Sie darauf, dass Sie Ihr Becken dabei nicht kippen und der Rücken ganz gerade bleibt (Bild rechts unten).

▶ Die Dehnung 20 Sekunden halten.

▶ Setzen Sie den Fuß ab und wiederholen Sie die Übung mit dem anderen Bein.

Wirkung: Diese Übung dehnt die vordere Oberschenkelmuskulatur.

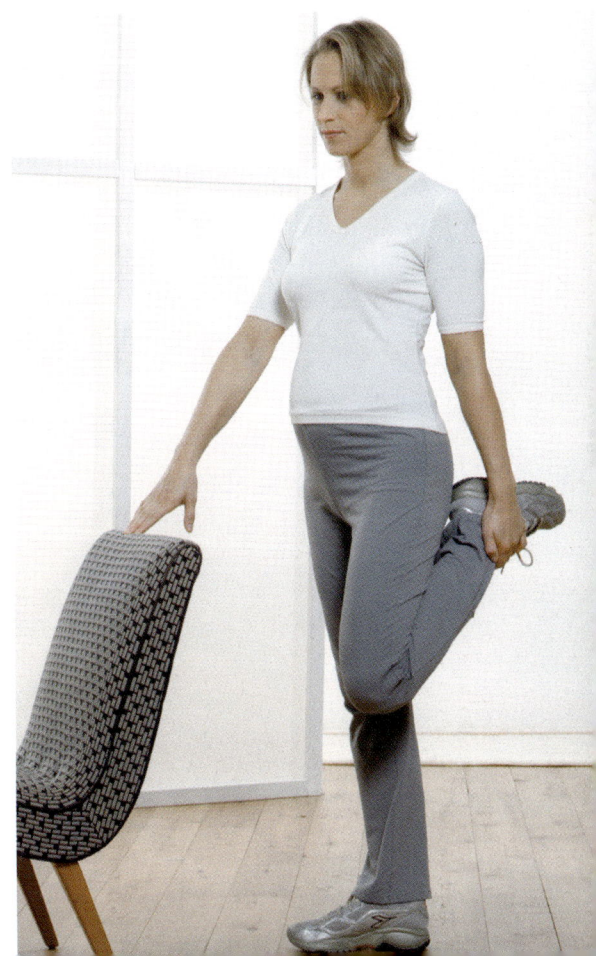

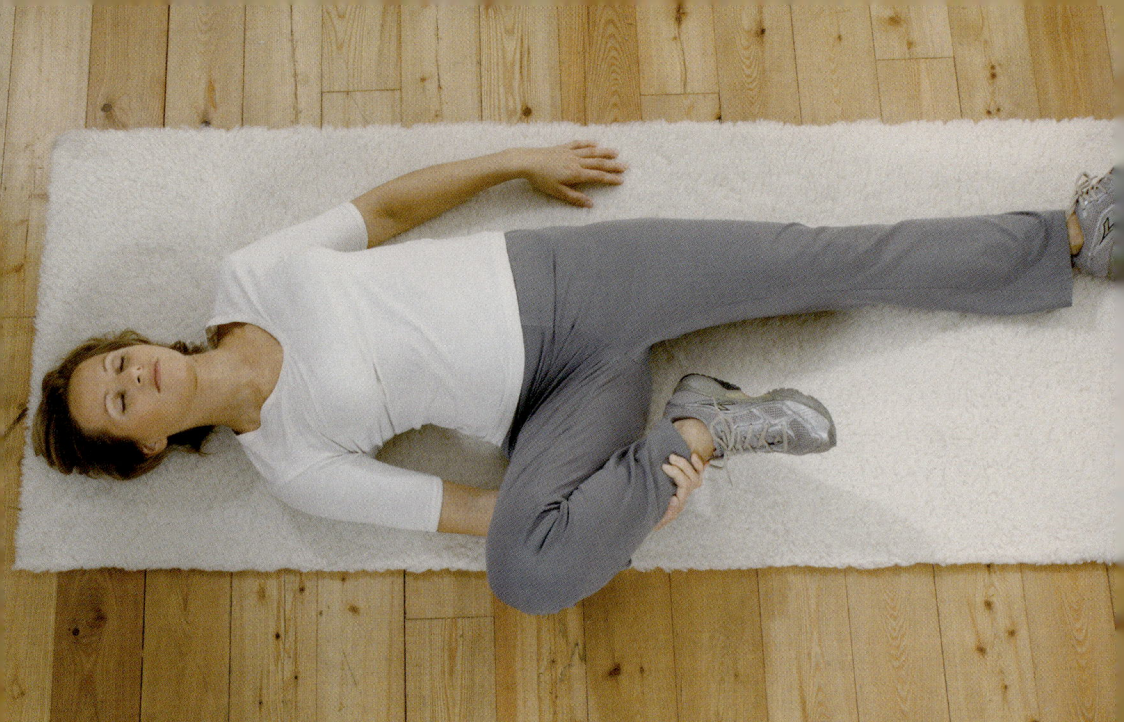

Der liegende Schmetterling

Ein Schmetterling sitzt auf einer Blüte.

▶ Legen Sie sich mit dem Rücken auf Ihre Decke. Strecken Sie die Beine aus. Ziehen Sie das rechte Bein zu sich heran in Richtung Bauch, indem Sie Fuß und Knöchel umfassen, das Knie anwinkeln und den Oberschenkel nach außen fallen lassen.

▶ Ziehen Sie das Bein so hoch Sie können (Bild oben).

▶ Spüren Sie die Dehnung der hinteren Beinmuskulatur. Atmen Sie ganz ruhig.

▶ Danach lösen Sie die Spannung wieder. Führen Sie die Übung mit dem anderen Bein aus.

▶ Anschließend ziehen Sie beide Beine an den Körper heran und legen die Fußsohlen aneinander. Verweilen Sie 1 Minute lang in dieser Position.

Wirkung: Diese Übung dehnt die Rückseiten der Oberschenkel sowie die gesamte Gesäßmuskulatur.

Die Luftwelle

Sie spüren die herrlich laue Luft des Frühlings um Sie herum wehen.

▶ Setzen Sie sich auf eine Decke und legen Sie die Fußsohlen aneinander.

▶ Stellen Sie sich vor, wie eine weiche Luftwelle durch Ihren Körper gleitet.

▶ Beugen Sie den Oberkörper mit rundem Rücken nach vorne und atmen Sie dabei aus (Bild rechts). Beim Einatmen gleiten Sie in die aufrechte Haltung zurück. Die Übung läuft ganz rhythmisch ab. Ihr Oberkörper beschreibt einen Halbkreis, so als ob Sie mit ihm malen wollten.

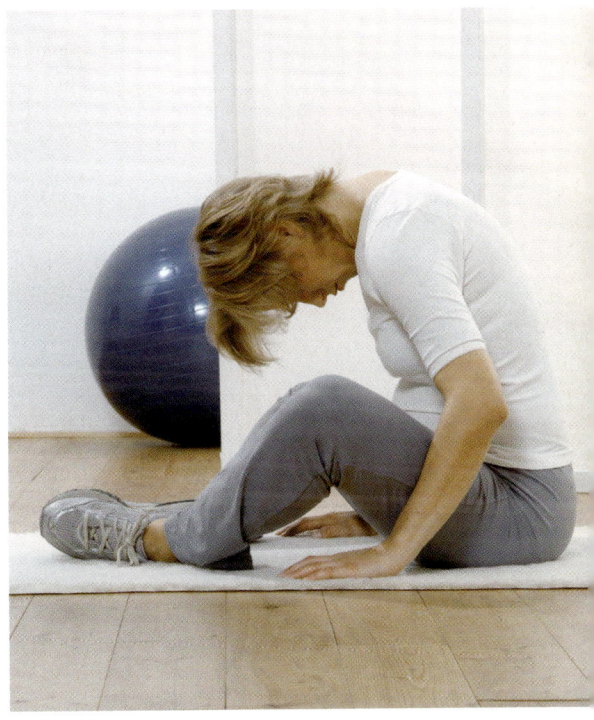

Wirkung: Die Übung dehnt sanft die Rückenmuskeln. Bei Schmerzen der Schambeingegend lassen Sie die Übung aus.

Der Mond geht auf

Es ist Abend und Sie begeben sich auf den Heimweg. Der Mond begleitet Sie.

▶ Legen Sie sich mit ausgestreckten Beinen auf den Rücken.

▶ Heben Sie Ihren rechten Arm nach oben und ziehen Sie ihn weit hinaus nach links über den Kopf hinweg. Verlagern Sie Ihre Beine dementsprechend nach links, so dass Sie mit Ihrem Körper einen »Halbmond« bilden (Bild Seite 30).

▶ Spüren Sie die Dehnung der Rumpf- und Rückenmuskulatur 20 Sekunden lang.

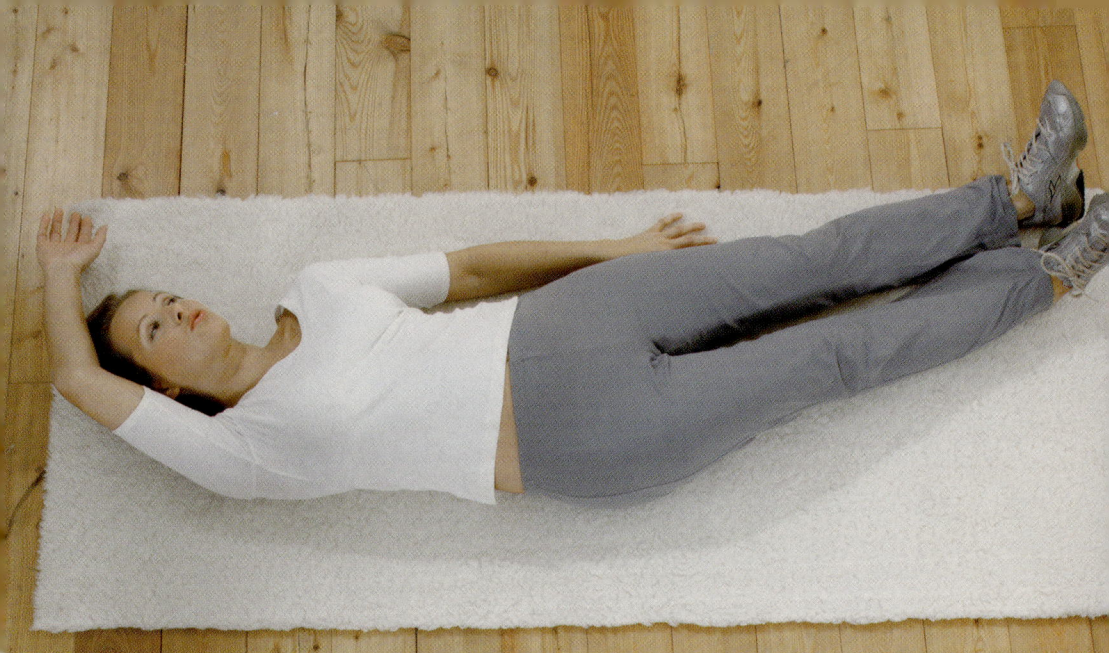

▶ Lösen Sie dann die Spannung und ziehen Sie sich langsam zur linken Seite. Sobald Sie ganz auf der linken Seite liegen, rollen Sie sich zum kleinen Päckchen zusammen, indem Sie Beine und Arme Richtung Bauch ziehen und anwinkeln.

▶ Strecken Sie sich nun wieder ganz aus, auch die Arme. Führen Sie die gesamte Bewegung fließend aus.

▶ Dann drehen Sie sich um und wiederholen die Übung zur anderen Körperseite.

Wirkung: Diese Übung dehnt die Rückenmuskeln, vertieft die Atmung und aktiviert die inneren Organe.

Das Affenhaus

Stellen Sie sich vor, Sie hätten Affenarme, mit denen Sie überall hinlangen können.

▶ Setzen Sie sich bequem auf eine Decke. Nehmen Sie den rechten Arm über Kopf und legen Sie die Hand zwischen die Schulterblätter auf Ihren Rücken. Der Ellenbogen zeigt nach oben.

▶ Drücken Sie mit der linken Hand den rechten Ellenbogen noch etwas nach unten (Bild rechts oben).

▶ Halten Sie die Dehnung 20 Sekunden lang.

▶ Danach lösen Sie die Haltung auf und wiederholen die Übung gegengleich.

Wirkung: Diese Übung dehnt die Oberarme und die Schulterpartien.

Die Taube

Gurrende Tauben strecken ihre Brust heraus und stolzieren vor Ihnen auf und ab.

▶ Setzen Sie sich bequem auf eine Decke.

▶ Legen Sie beide Handrücken auf Ihr Kreuzbein (am Übergang zwischen Wirbelsäule und Gesäß).

▶ Atmen Sie langsam ein. Recken Sie den Brustkorb nach vorne, bis die Dehnung in der Brust zu spüren ist (Bild rechts unten).

▶ Beim Ausatmen nehmen Sie die Schultern nach vorne und runden den Rücken.

Wirkung: Diese Übung dehnt die Muskulatur des Brustkorbs.

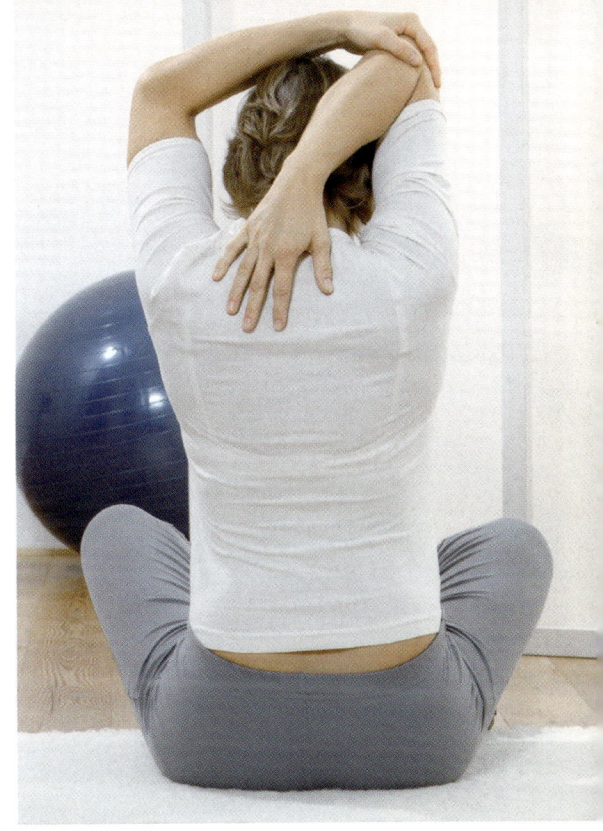

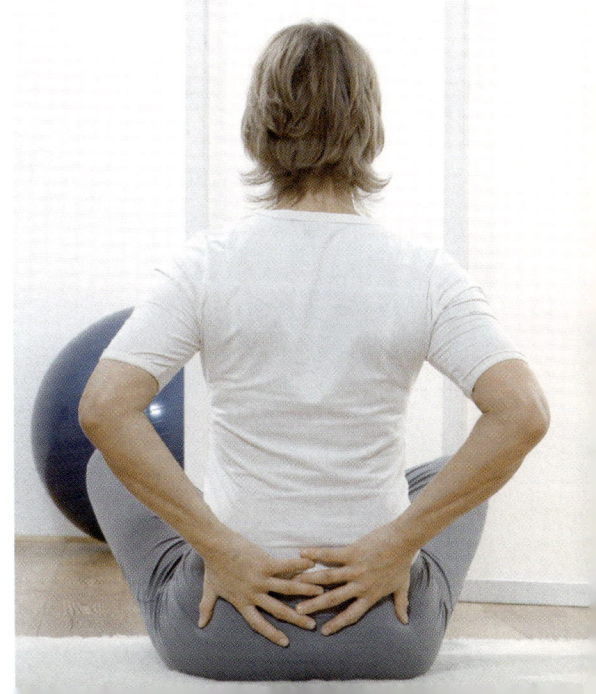

Am Teich

In Gedanken sitzen Sie auf einer Bank und blicken auf einen Teich mit seinen Tieren.

▶ Setzen Sie sich bequem auf eine weiche Decke. Stützen Sie sich mit beiden Händen hinter sich am Boden auf. Stellen Sie beide Beine leicht an.

▶ Legen Sie nun das rechte Bein über das linke. Die rechte Fußsohle liegt dabei über dem Knie. Ziehen Sie den Oberkörper so weit wie möglich an das Bein heran (Bild unten).

▶ Halten Sie diese Position einige Atemzüge lang.

▶ Lösen Sie die Spannung und führen Sie die Übung dann mit dem linken Fuß auf dem rechten Knie aus.

Wirkung: Diese Übung dehnt die Gesäßmuskulatur.

Mutter Erde

Zum Abschluss der Dehnübungen können Sie sich nun ganz der Mutter Erde anvertrauen, Ihre Wurzeln schlagen und feste Sicherheit aus der Grundgeborgenheit der Erde schöpfen.

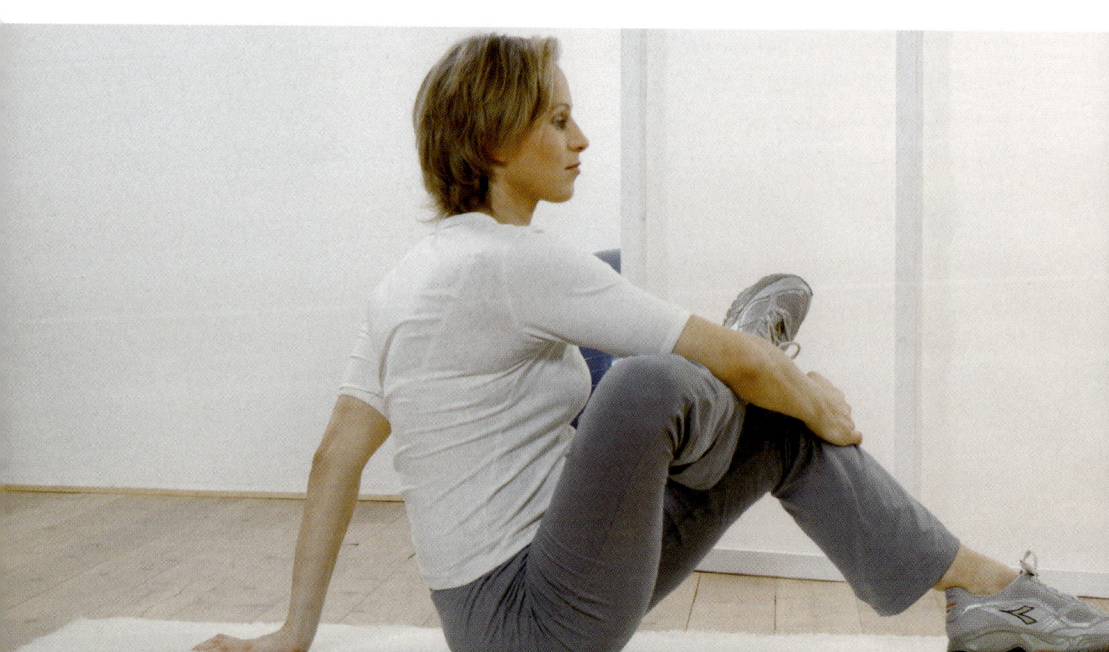

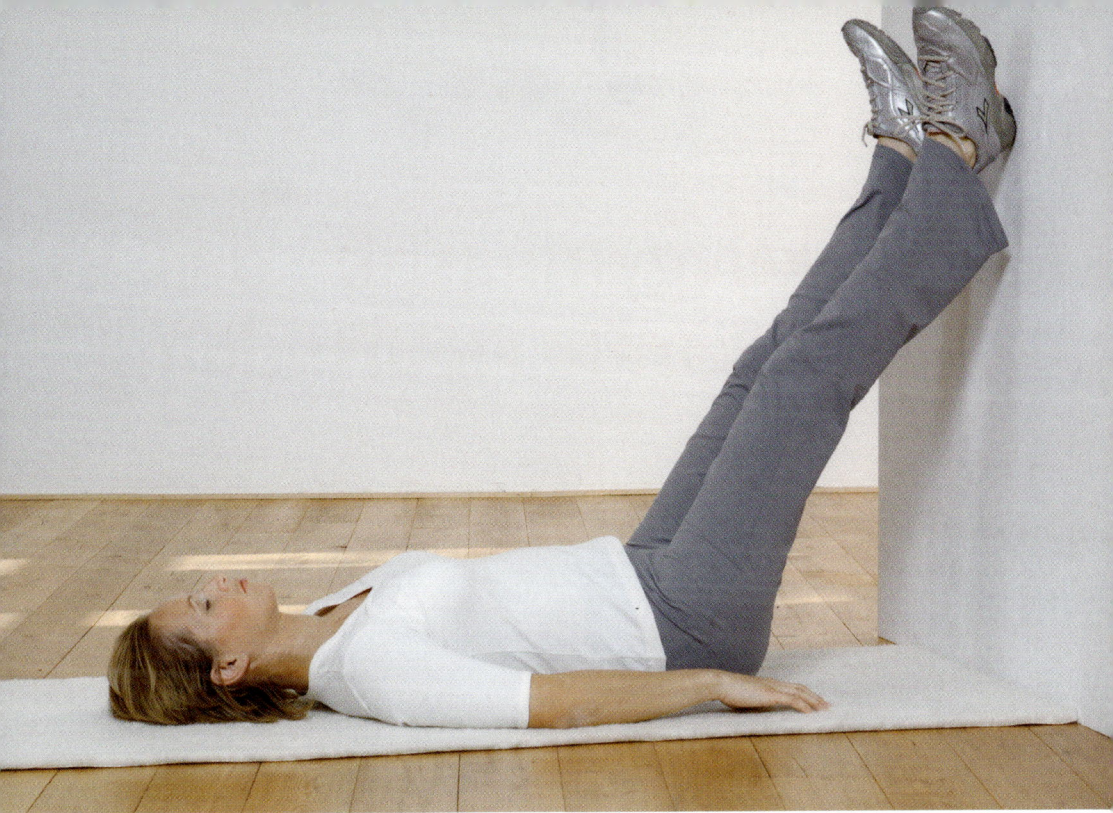

▶ Legen Sie sich nahe an einer Wand auf Ihre Decke.

▶ Heben Sie Ihre Beine an und lehnen Sie sie gestreckt an die Wand. Grätschen Sie die Beine ein wenig (Bild oben).

▶ Spüren Sie mit geschlossenen Augen in Ihr Becken und stellen Sie sich vor, Ihr Rücken schlüge im Boden Wurzeln. Sie sind geerdet. Nichts kann Sie erschüttern oder aus der Balance bringen. Stellen Sie sich vor, wie Ihr Atem durch Sie fließt: beim Einatmen die Wirbelsäule hinauf und beim Ausatmen hinunter.

▶ Sie haben Kontakt zum Boden und zur Wirklichkeit. So ist die Realität und Sie haben Kraft und Stärke, Ihr Leben selbstbestimmt und selbstbewusst zu meistern.

▶ Spüren Sie in die Dehnung der Beine hinein. Fühlen Sie, wie weit und offen Sie dabei werden. Ihr Beckenboden dehnt sich, Ihr ganzer Körper ist weich und fließend.

Die Übung »Mutter Erde« dehnt die Beinrückseiten sowie den Beckenboden.

Aktivgymnastik – das sanfte Figurtraining

In jedem Stadium der Schwangerschaft werden Ihnen die Übungen der Schwangerschaftsgymnastik guttun. Hören Sie auf Ihren Körper und melden Sie sich umgehend bei Ihrem Frauenarzt, falls Beschwerden auftreten.

Diese Gymnastik hält aktiv. Das in der Schwangerschaft sowieso schon lockere Gewebe wird gefestigt und in geringem Umfang gestrafft, so dass an diesen Hautstellen Schwangerschaftsstreifen seltener auftreten. Zudem beugen Sie unangenehmen Fettpolstern vor. Das sanfte Figurtraining hält die Muskeln aktiv und erleichtert Ihnen das Training nach der Geburt Ihres Kindes.

Außerdem bereiten auch diese Übungen auf die Geburt vor, bei der eine enorme Muskelarbeit der Gebärmutter nötig ist, um Ihr Kind zur Welt zu bringen.

Versuchen Sie also, wenn Sie nach einigen Übungswiederholungen die erste Anspannung der Muskulatur spüren, nicht sofort aufzuhören, sondern stellen Sie sich vor, dieser Muskelanspannungsschmerz wäre eine Wehe. Jetzt können Sie noch einige Übungswiederholungen ausführen und gleichzeitig die Wehenatmung und Entspannung üben. Anschließend klopfen Sie die Muskulatur ab, um sie so sanft zu lockern.

Die Übungen der Aktivgymnastik

Sobald die Sonne vom Himmel lacht, hält Sie nichts mehr in der Wohnung. Fröhlich packen Sie Ihren Picknickkorb und machen einen Ausflug ins Grüne.

Inmitten blühender Frühlingsblumen riechen Sie das frische Gras, lassen sich von den hellen Sonnenstrahlen kitzeln und erleben einen erholsamen Tag auf der grünen Wiese.

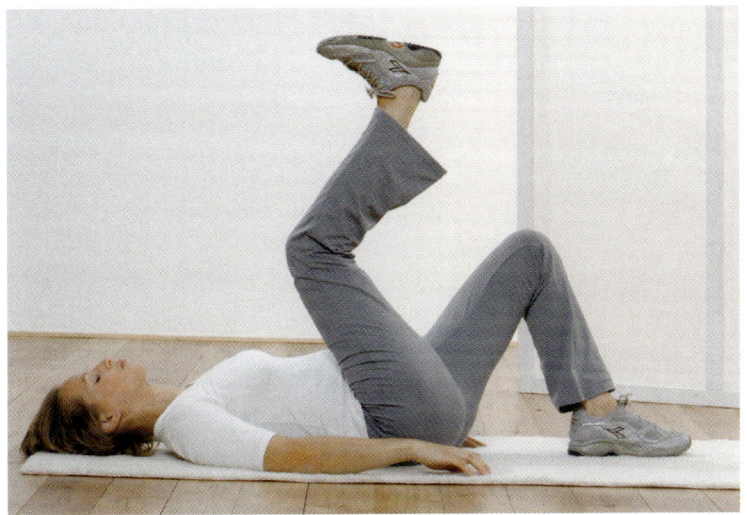

Die Übung »Der Grashalm« ist auch dann gut, wenn Sie Krämpfen in den Beinen vorbeugen wollen.

Der Grashalm

Sie liegen auf der Wiese und beobachten die Grashalme, die sich im Wind biegen.

▶ Legen Sie sich auf den Rücken. Heben Sie das rechte Bein gestreckt in die Höhe. Das linke Bein ist angestellt. Die Arme liegen entspannt neben dem Körper.

▶ Strecken Sie nun das rechte Bein und die Fußspitze noch weiter hinauf. Anschließend beugen Sie das rechte Bein und ziehen die Fußspitze Richtung Oberkörper (Bild oben). Strecken Sie Bein und Fußspitze wieder, danach beugen usw.

▶ Wiederholen Sie diese fließende Bewegung insgesamt 15- bis 20-mal. Legen Sie dann das rechte Bein ab und führen Sie die Übung mit dem linken Bein aus.

Wirkung: Die Übung kräftigt die Beinmuskeln, entstaut die Venen und beugt Krämpfen, Krampfadern und Ödemen vor.

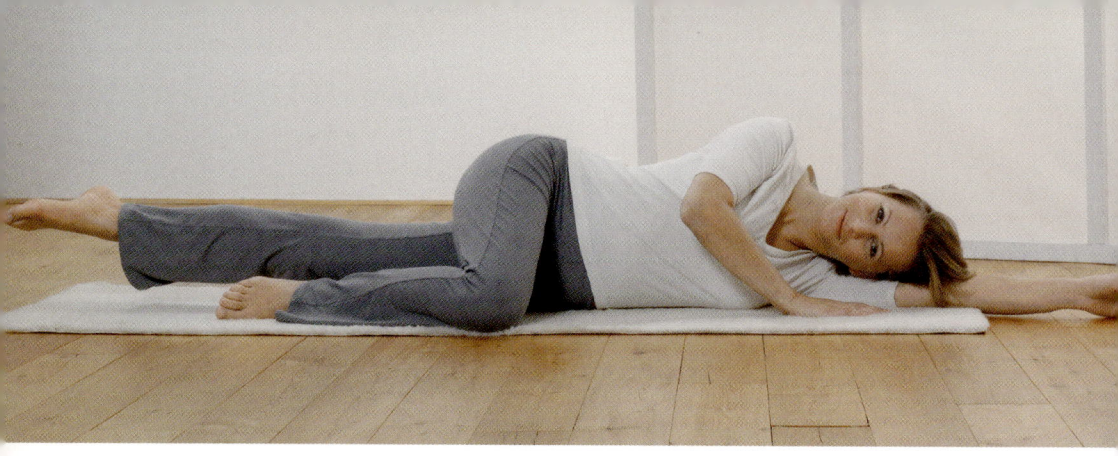

Der Picknickkorb

Frische Luft macht hungrig. Sie packen Ihren Picknickkorb aus.

▶ Legen Sie sich auf die linke Seite und bringen Sie das rechte Bein angewinkelt vor den Körper auf den Boden.

▶ Heben Sie vorsichtig das gestreckte linke Bein an. Achten Sie darauf, dass Ihr Becken senkrecht bleibt (Bild oben). Senken Sie nun das Bein langsam ab.

▶ Führen Sie das Heben und Senken insgesamt 15- bis 20-mal aus und wiederholen Sie dann die Übung zur anderen Seite.

Die Übung »Der Picknick-korb« stärkt die Adduktoren, also die Muskulatur der Oberschenkel-innenseiten.

Das Käferchen

Sie beobachten die ersten kleinen Käfer, die über die Wiese krabbeln.

▶ Legen Sie sich wieder mit ausgestreckten Beinen auf die linke Seite. Winkeln Sie das rechte Bein an und heben Sie es ein wenig in die Höhe. Danach kippen Sie das Bein so weit nach vorne, dass Sie mit dem Knie den Boden vor Ihnen berühren (Bild unten).

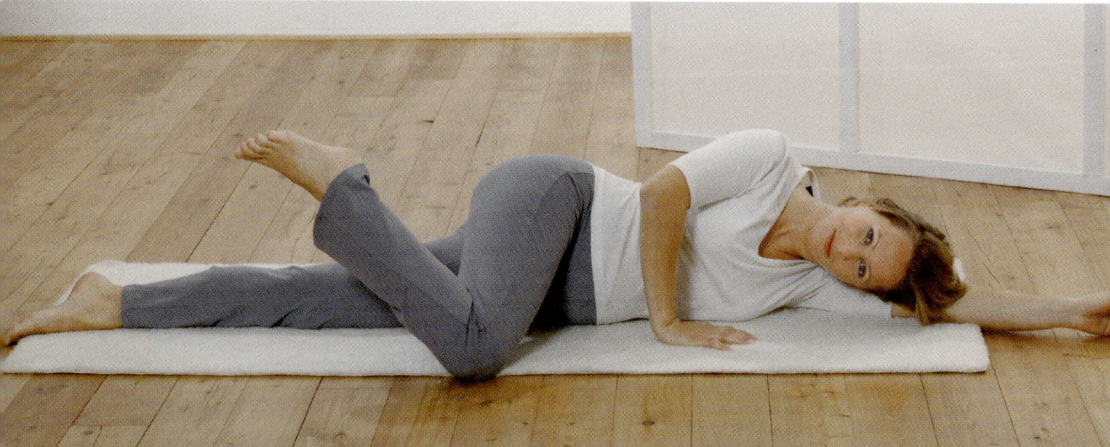

▶ Heben Sie das Knie wieder an und kippen Sie es nach hinten, so dass Sie mit der Ferse den Boden hinter Ihnen berühren.

▶ Führen Sie dies 15- bis 20-mal aus.

▶ Drehen Sie sich nun auf die rechte Seite und wiederholen Sie die Übung mit dem anderen Bein.

Wirkung: Diese Übung aktiviert besonders die Bein-, Gesäß- und Hüftmuskulatur.

Die Wiesenblume

Die blühenden Wiesenblumen sind zart und schön. Sie machen die Wiese bunt und erfreuen das Auge.

▶ Legen Sie sich mit gestreckten Beinen auf die linke Seite.

▶ Stützen Sie sich mit dem Arm vor dem Körper ab.

▶ Heben Sie das weiterhin gestreckte obere Bein an (Bild unten).

▶ Senken Sie das Bein langsam wieder ab, danach anheben, senken usw. im fließenden Wechsel.

▶ Wiederholen Sie das Heben und Senken 15- bis 20-mal.

▶ Danach drehen Sie sich auf die rechte Seite. Führen Sie die Übung nun mit dem anderen Bein aus.

Wirkung: Diese Übung dient der Kräftigung der Muskulatur an den Außenseiten der Beine.

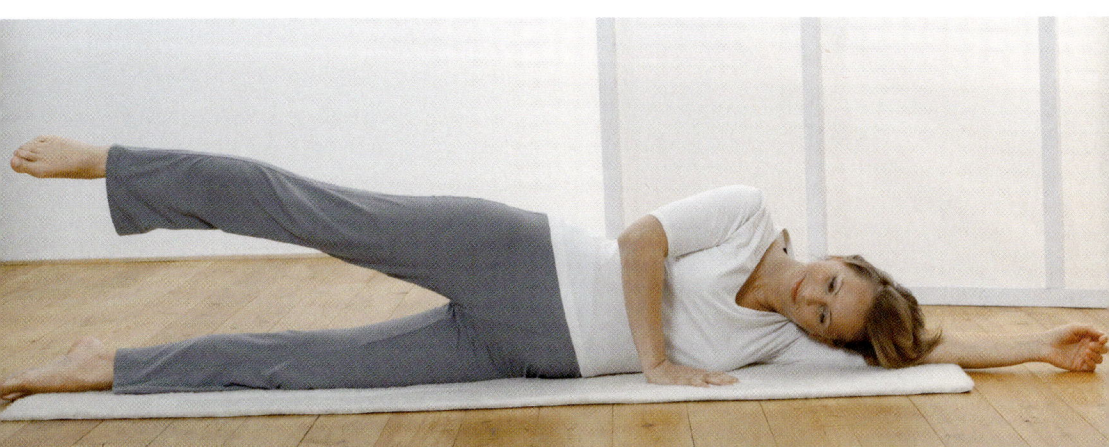

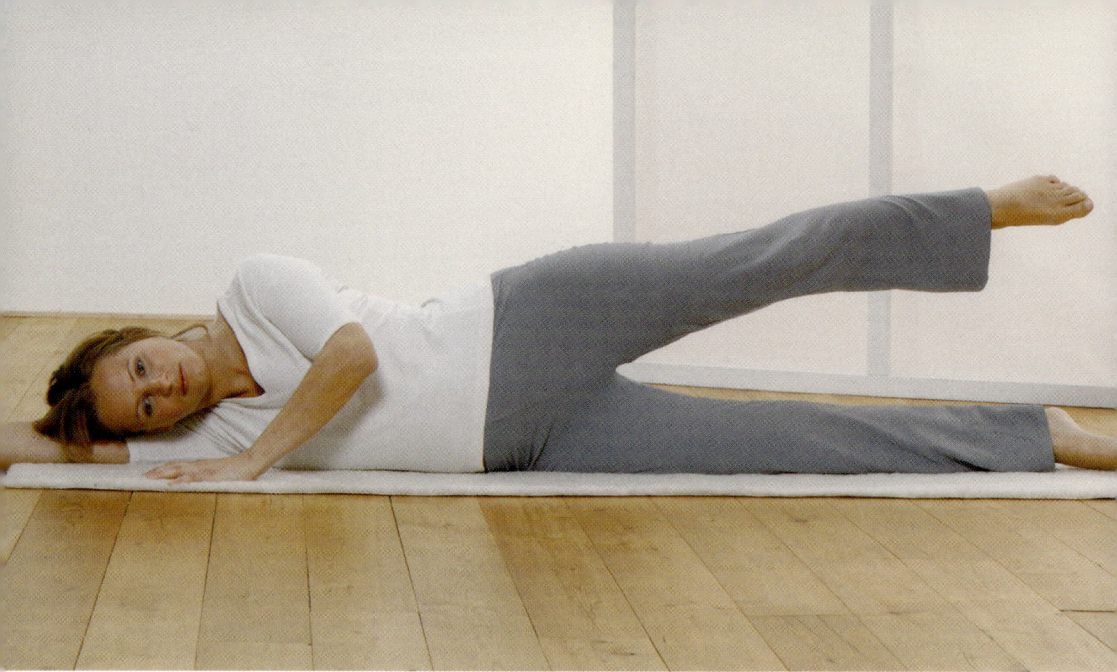

Mit dem Fahrrad unterwegs

Nach dem Picknick fahren Sie mit dem Rad weiter, um sich ein neues, kuscheliges Plätzchen im Grünen zu suchen.

▶ Legen Sie sich auf den Rücken.

▶ Strecken Sie beide Beine nach oben. Die Arme legen Sie entspannt neben dem Körper ab.

▶ Fahren Sie ganz sanft und behutsam mit den Beinen etwa 30 Sekunden lang Rad.

Wirkung: Diese Übung entstaut die Venen, beugt Wassereinlagerungen vor und aktiviert die Beinmuskulatur.

Der Maulwurf

Sie sehen einem Maulwurf zu, der einen Erdhügel aufwirft.

▶ Legen Sie sich auf die rechte Seite auf Ihre Decke.

▶ Stützen Sie sich mit einem Arm vor dem Körper ab.

▶ Heben Sie nun das linke Bein gestreckt ein wenig an und führen Sie es so weit wie möglich nach hinten (Bild oben).

▶ Nun heben Sie das Bein noch etwas mehr an und senken es dann wieder ganz langsam, so dass Sie die Anspannung der Hüftmuskulatur spüren.

▶ Führen Sie dies 10- bis 15-mal aus.

▶ Drehen Sie sich nun auf die linke Seite und wiederholen Sie das Ganze mit dem rechten Bein.

Wirkung: Diese Übung stärkt die Muskulatur der Hüften.

Das Bienchen

Ein erstes Bienchen ist unterwegs und sucht nach leckerem Nektar. Es fliegt summend von Blüte zu Blüte.

▶ Legen Sie sich auf den Rücken.

▶ Stellen Sie die Beine an. Die Arme liegen mit den Handflächen nach unten neben dem Körper.

▶ Heben Sie nun vorsichtig das Gesäß an (Bild unten). Senken Sie es anschließend langsam wieder ab.

▶ Heben und senken Sie das Gesäß jeweils 5- bis 10-mal.

Variation 1 des Bienchens

▶ Legen Sie beim Senken einmal die linke Gesäßhälfte und dann die rechte ab.

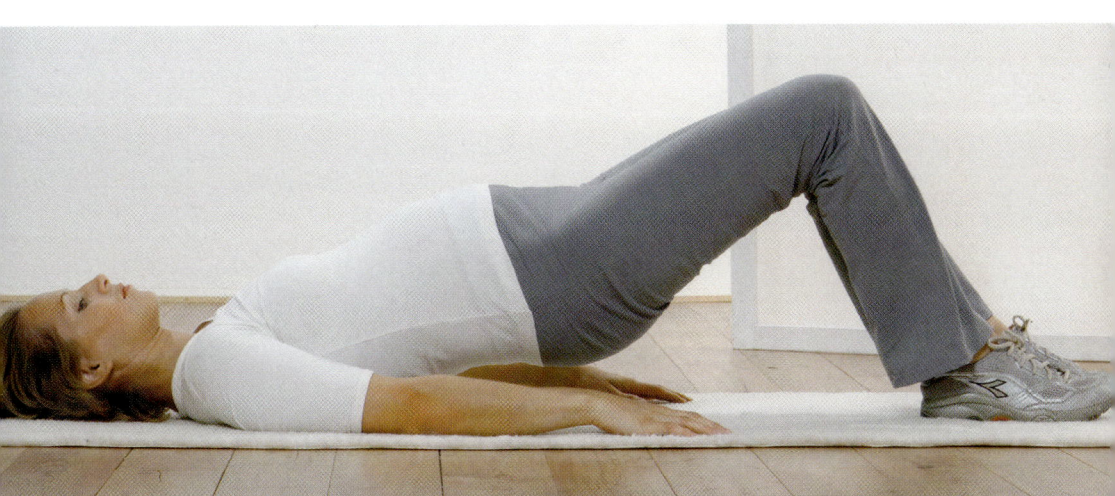

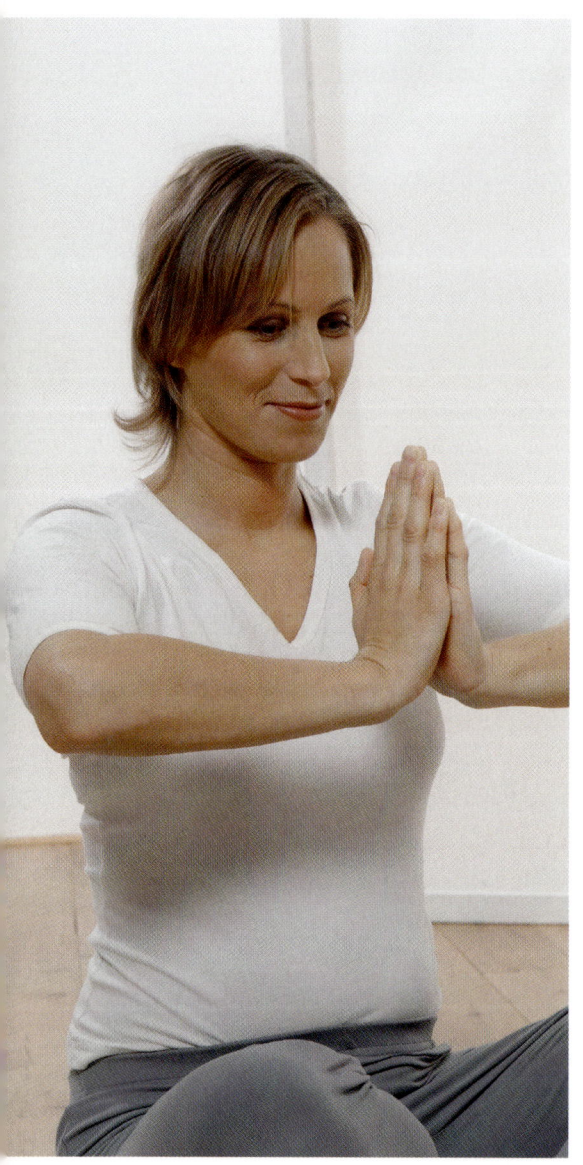

Variation 2 des Bienchens

▶ Heben Sie Ihr Gesäß an und öffnen Sie dann langsam die Beine.

▶ Klappen Sie die Oberschenkel auf und wieder zu.

▶ Wiederholen Sie diese fließende Bewegung 5- bis 10-mal.

Wirkung: Diese Übung sowie ihre beiden Variationen kräftigen die Muskeln des Gesäßes und entspannen die gesamte Beckenbodenmuskulatur, die unter dem stetig wachsenden Gewicht des Kindes zu leiden hat.

Gepresste Blumen

Einige Blüten gefallen Ihnen so sehr, dass Sie sie abpflücken und in einem kleinen Buch pressen.

▶ Setzen Sie sich bequem und aufrecht auf Ihre Decke.

▶ Legen Sie die Handflächen in Brusthöhe aneinander (Bild links).

▶ Nun atmen Sie kräftig aus. Drücken Sie dabei die Handflächen fest zusammen. Einatmend lockern Sie die Spannung wieder.

▶ Wiederholen Sie das Ganze 10-mal.

Wirkung: Diese Übung kräftigt die Oberarm- und die Brustmuskulatur.

Der Obstbaum

Auf der Wiese stehen viele blühende Obstbäume. Unter ihnen ist es schön schattig.

▶ Stellen Sie sich mit hüftbreit geöffneten Beinen hin. Halten Sie sich mit einer Hand an einem Stuhl fest.
▶ Drehen Sie die Beine von der Hüfte aus leicht nach außen, so dass die Fußspitzen vom Körper weg zeigen.
▶ Beugen Sie die Knie und stellen Sie sich auf die Zehenspitzen (Bild rechts).
▶ Halten Sie 20 Sekunden lang die Spannung. Versuchen Sie, sobald der Muskelanspannungsschmerz einsetzt, ihn durch eine tiefe Bauchatmung zu lösen (Vorbereitung auf den Wehenschmerz).

Wirkung: Die Übung stärkt die Oberschenkelmuskulatur.

Variation des Obstbaums

▶ Beugen Sie die Knie und bleiben Sie auf der flachen Fußsohle stehen. Sobald der Muskelanspannungsschmerz zu spüren ist, begegnen Sie ihm durch eine tiefe Bauchatmung und ein sanftes Kreisen des Beckens. Atmung und Bewegung dienen auf diese Weise zur Schmerzlinderung.

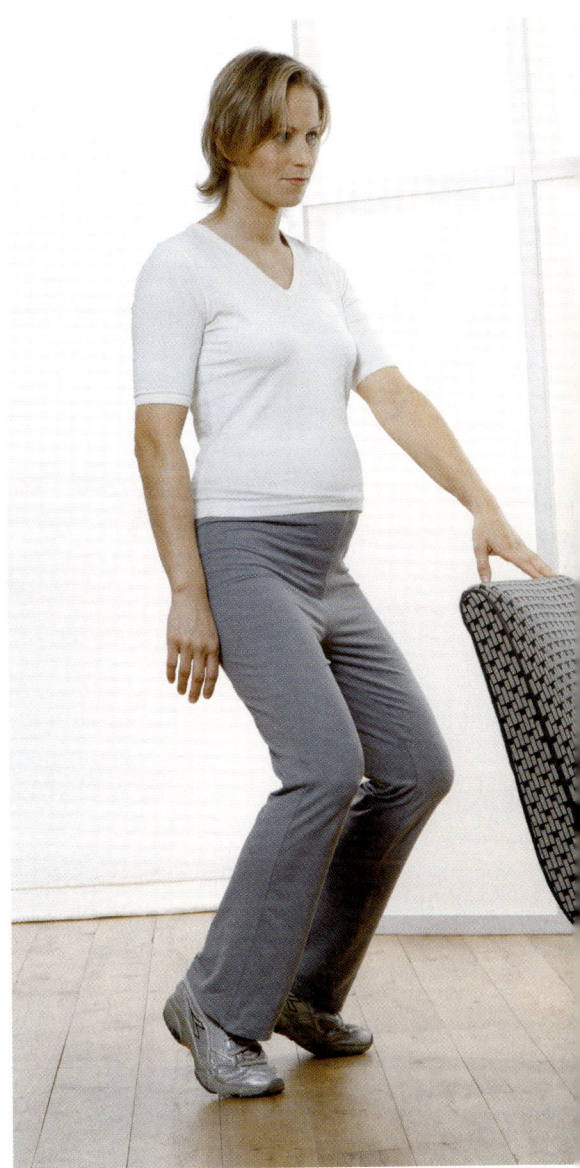

Bergauf gehen

Wer einen Stepper besitzt, kann die Übung »Bergauf gehen« darauf genauso effektiv ausführen.

Nachdem Sie nun lange genug auf der Wiese waren, wandern Sie einfach weiter.

▶ Stellen Sie sich vor einen Stuhl und halten Sie sich an der Lehne fest.

▶ Nun treten Sie auf und ab und wechseln dabei von der Fußspitze zur Ferse.

▶ Führen Sie dies 2 Minuten lang aus.

Wirkung: Diese Übung beugt Krämpfen und Krampfadern vor.

Gymnastik mit dem großen Sitzball

Der große Sitzball ist wahrscheinlich das lustigste und oftmals auch am meisten entspannende Gymnastikgerät und Sitzmöbel in einem. Er erfüllt mehrere Funktionen und ist vor allem in der Schwangerschaft und während der Geburt von großer Bedeutung. Seine Anschaffung lohnt sich aber auf jeden Fall, da er Ihnen auch nach der Geburt und noch lange Jahre hilfreich zur Seite stehen wird.

Umgang mit dem Sitzball

▶ Besorgen Sie sich einen sehr großen Ball mit mindestens 65 Zentimeter Durchmesser. Am besten geeignet sind die großen Physiobälle mit 75 Zentimeter Durchmesser und mehr.

▶ Sitzbälle in verschiedenen Größen erhalten Sie in Sanitätsfachhäusern und in gut sortierten Sportgeschäften.

Vorteile des Sitzballs für Schwangerschaft und Geburt

▶ Entspannung des gesamten Körpers

▶ Linderung von Rückenschmerzen und anderen muskulären Verspannungen

▶ Förderung der Beckenbodenelastizität

▶ sanftes Kreislauftraining

▶ Schmerzverarbeitung während der Eröffnungsphase der Geburt durch Ausschüttung von Endorphinen (Glückshormonen) und aktive Entspannung im Alpha- und Theta-Bereich (die Bewusstseinszustände des Gehirns bei der Schmerzverarbeitung)

▶ Atemvertiefung in Verbindung mit Bewegung

▶ ganzheitlicher Lustfaktor für das körperliche, geistige und seelische Wohlgefühl

▶ Förderung der Ausgeglichenheit durch Stressabbau und Verarbeitungsmöglichkeit negativer Emotionen

▶ Beruhigung, Konzentration, Meditation und Entspannung im Alpha- und Theta-Bereich

▶ Kontaktaufnahme mit dem Baby durch Schwingungen, die durch das Bewegen auf dem Ball entstehen

▶ Steigerung des Körperempfindens und Aktivierung der Körperwahrnehmung

▶ sinnliches, ganzheitliches Wahrnehmen der Umwelt und des eigenen Ichs zur Stärkung des Selbstvertrauens

▶ Verbesserung der Fitness und des allgemeinen Wohlempfindens durch Freude, Spaß und gute Laune, so dass Beschwerden nicht mehr so gravierend und als nicht mehr so belastend wahrgenommen werden

Der große Sitzball eignet sich auch gut für eine spielerische Babygymnastik, die Sie dann später mit Ihrem Kind darauf ausführen können.

Wenn Sie Ihren Gymnastikball auch als Sitz-gelegenheit für den Schreibtisch einsetzen, sollten Sie immer wieder, spätestens nach einer Stunde, auf einen norma-len Bürostuhl wechseln. Sonst ist diese Form des Sitzens zu anstrengend für die Muskulatur.

▶ Sie können den Ball mit einem Kompressor an der Tankstelle oder aber auch mit einer Fahrradpumpe mit entsprechendem Ventil auf-pumpen.

▶ Pumpen Sie den Ball nur so weit auf, dass er nicht ganz prall ist und Sie beim Daraufsitzen fest mit beiden Füßen Bodenkontakt haben.

▶ Ein großer Ball macht ein bequemes Sitzen möglich, ohne dass Sie sich dabei unsicher fühlen. Dennoch ist er noch elastisch genug, dass Sie auf ihm schwingen können.

▶ Zu prall aufgepumpte Bälle sind während der Schwangerschaft zu hart und unbequem. Außerdem würden Sie zu sehr auf ihnen herum-rutschen und Angst haben herunterzufallen. Der Ball sollte also nach-giebig sein.

▶ Achten Sie darauf, dass Sie feste Gymnastik- oder Turnschuhe anha-ben, wenn Sie mit dem Sitzball üben. Man hat zwar auch barfuß einen recht guten Halt, aber Ihren Füßen und Ihrem Wärmeausgleich zuliebe sollten Sie Socken und Schuhe tragen – es sei denn, es ist Sommer und sehr heiß.

▶ Den Sitzball sollten Sie nur mit etwas warmem Wasser und einem milden Spülmittel reinigen.

Die Übungen mit dem Sitzball

Schwingen und schaukeln

Tipp

Ob Sie hüpfen oder nur ganz leicht schwingen, bleibt ganz Ihnen überlassen. Manche Schwangere ver-tragen das Hüpfen nicht – ihr Magen reagiert empfindlich.

▶ Setzen Sie sich auf Ihren Ball und schwingen und hüpfen Sie nach Herzenslust darauf herum.

▶ Atmen Sie dabei immer wieder kräftig aus und stellen Sie sich vor, wie Ballast von Ihnen abfällt, so dass Sie sich von allen Sorgen und allem Ärger befreien und sich so richtig fallen lassen.

▶ Atmen Sie tief ein und tanken Sie frische Energie, Licht und Liebe.

▶ Reduzieren Sie anschließend das Hüpftempo und die Hüpfintensität, bis Sie ins Schaukeln kommen und nur noch ganz sanft schwingen.

Schwingen, schaukeln und atmen

▶ Setzen Sie sich auf Ihren Ball. Schwingen Sie wieder und atmen Sie dabei tief in den Bauch hinein. Zunächst einmal ist es nicht so ganz einfach, die tiefe Atmung mit der Bewegung zu koordinieren. Sie werden mehrere Hüpfer ausführen, bis Sie eingeatmet haben.

▶ Atmen Sie dann aktiv und mit einem lauten Ton durch den geöffneten Mund aus. Lassen Sie sämtlichen Ballast los.

▶ Probieren Sie das Gleiche im Schaukeln und wiegen Sie sich atmend auf und ab.

▶ Führen Sie die Übung aus, solange es Ihnen angenehm ist.

Sanfte Beckenbewegungen in Sitzposition

▶ Setzen Sie sich auf den Ball und kreisen Sie sanft mit Ihrem Becken.

▶ Kippen Sie das Becken danach behutsam nach rechts und links, vor und zurück.

▶ Dabei können Sie sich mit den Händen in der Taille abstützen (Bild links).

▶ Führen Sie die Beckenbewegungen 1 bis 2 Minuten lang aus.

▶ Kombinieren Sie die Übung dann mit Ihrer Atmung: Atmen Sie einige Beckenbewegungen lang tief in den Bauch hinein und genauso lange und genüsslich mit geöffnetem Mund wieder aus.

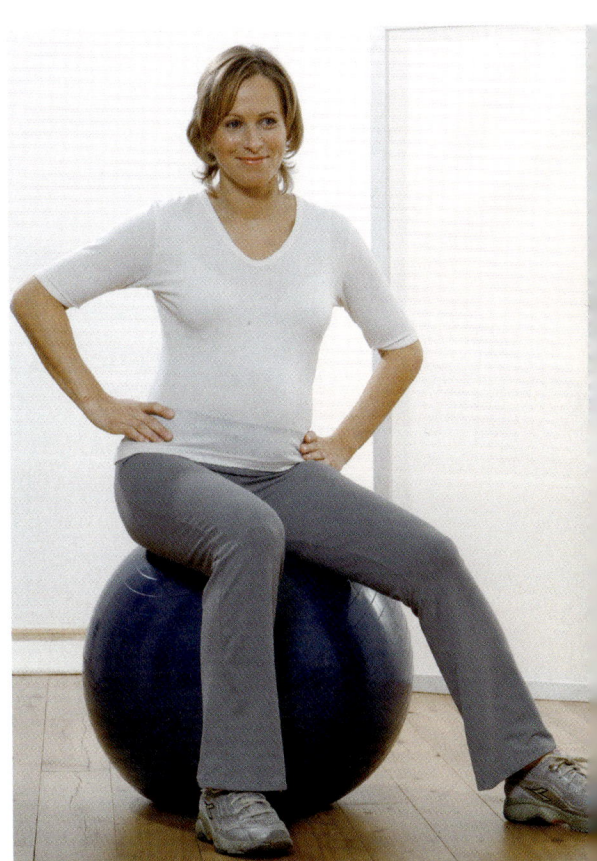

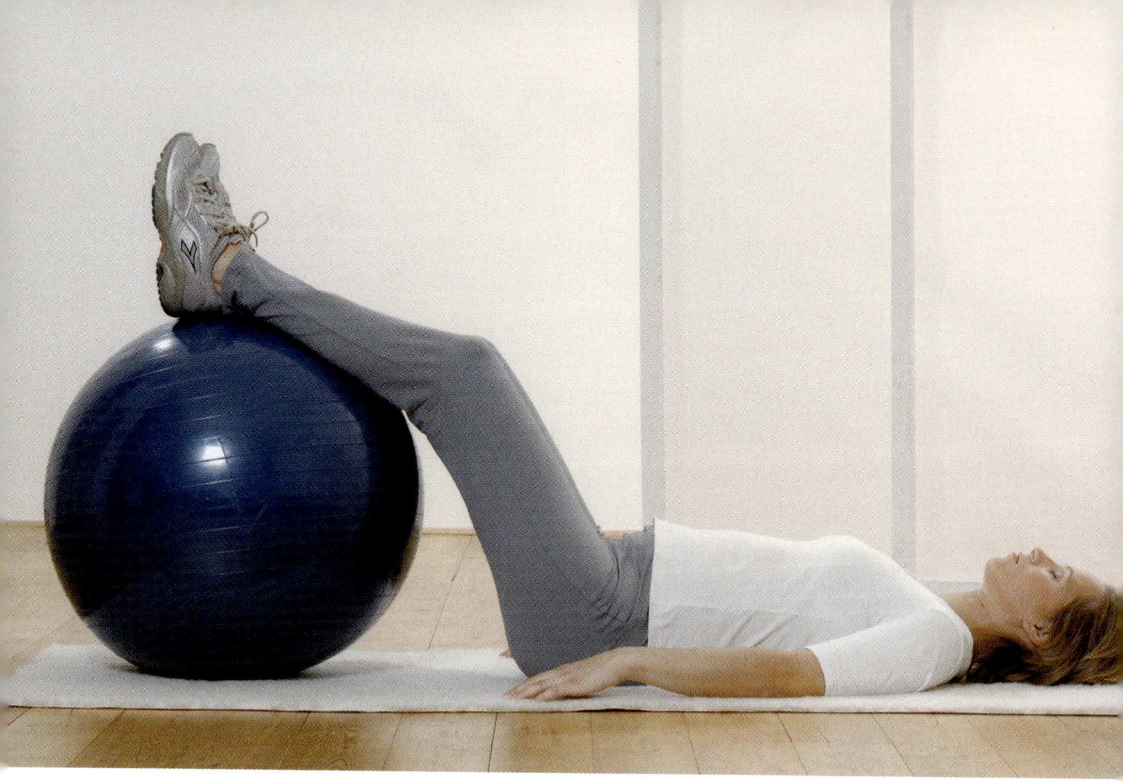

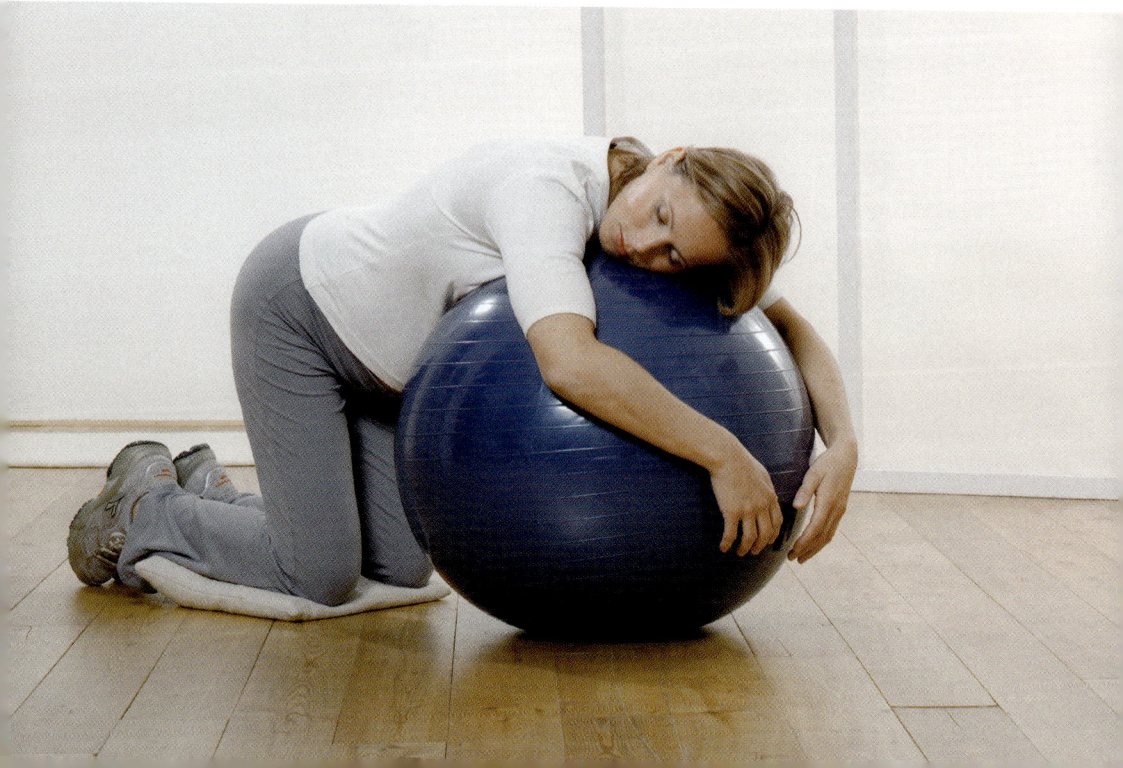

Mentales Training mit dem Ball

▶ Setzen Sie sich auf Ihren Ball.

▶ Schaukeln Sie langsam und nur ganz wenig auf und ab und folgen Sie dabei Ihrem Atemrhythmus und der Monotonie der Schwingung.

▶ Wenn möglich, schließen Sie Ihre Augen. Ihre Konzentration wird nach innen gerichtet, bis Sie nur noch sich selbst und Ihre Atmung wahrnehmen. Bei jedem Schaukelschwung entspannen Sie sich mehr und mehr.

▶ Tauchen Sie sich jetzt gedanklich in heilendes Licht und Liebe. Hüllen Sie sich ein mit goldenen Strahlen, mit Zuversicht und Selbstvertrauen. Alles ist gut. Alles ist in Ordnung, so wie es ist. Träumen Sie von Ihrem Baby, von Ihrer Traumgeburt und von dem, was Sie sich wünschen.

Den Rücken entspannen

▶ Legen Sie sich mit dem Rücken auf eine Decke.

▶ Platzieren Sie nun Ihre Beine auf dem Ball (Bild links oben).

▶ Spüren Sie, wie Ihr Rücken immer breiter und weiter wird und wie Ihr Kreuzbein tief in den Untergrund sinkt.

▶ Schließen Sie die Augen und genießen Sie die Entspannung und Entlastung der Beine.

▶ Bleiben Sie einige Minuten lang in dieser Position liegen.

▶ Nach Bedarf können Sie Füße und Zehen kräftig bewegen, um den Kreislauf in Schwung zu bringen. Zudem entstauen Sie so Ihre Venen und beugen damit Krampfadern und Wassereinlagerungen vor.

Sich anlehnen

▶ Knien Sie sich auf eine dicke, weiche Decke vor den Ball (gegebenenfalls legen Sie sich noch zusätzlich ein Kissen oder ein zusammengefaltetes Handtuch unter die Knie).

▶ Zur Entspannung lehnen Sie sich einfach mit den Armen über den Ball. Ihre Arme hängen dabei ganz locker über dem Ball (Bild links unten).

Sich einfach über den großen Gymnastikball zu hängen und darauf zu schaukeln, entspannt nicht nur die Muskeln, sondern auch Ihr Nervenkostüm.

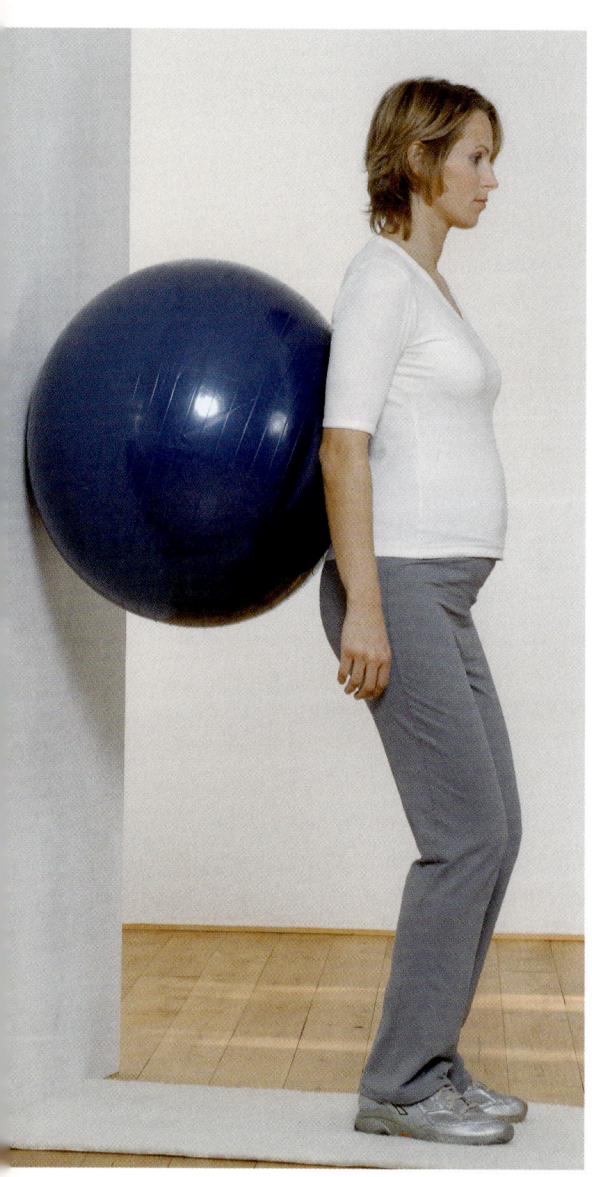

▶ Jetzt schaukeln Sie leicht mit Ihrem Oberkörper. Wenn Sie möchten, können Sie auch mit ihm kreisen.

Körpererfahrung mit dem Ball

▶ Lehnen Sie sich mit dem Rücken gegen den Ball an eine Wand.

▶ Rollen Sie mit dem Ball auf und ab (Bild links).

▶ Spüren Sie dabei, wie der Ball über Ihren Rücken gleitet und welche Gefühle und Empfindungen dies in Ihnen auslöst.

▶ Drücken Sie Ihren Rücken in den Ball und lassen Sie ihn mit verschiedenen, kleinsten ruhigen Bewegungen darübergleiten.

Ball-Baby-Meditation

▶ Setzen Sie sich auf den Ball. Schwingen Sie ganz sanft auf und ab und legen Sie beide Hände auf Ihren Bauch.

▶ Schicken Sie Ihre Gedanken zu Ihrem Baby, spüren Sie die gemeinsame Schwingung und hüllen Sie sich in Licht und Liebe.

Der große Gymnastikball ist ein Sport- und Spielgerät, das Sie während Ihrer gesamten Schwangerschaft einsetzen können.

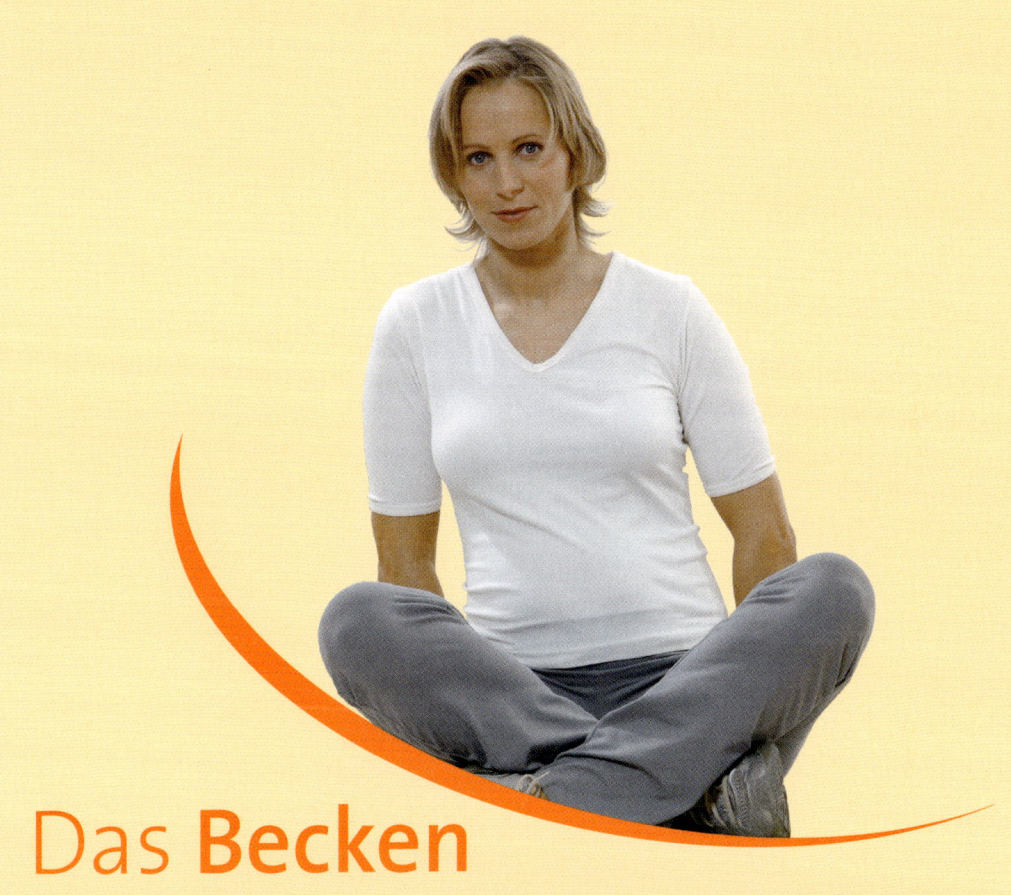

Das **Becken**
und der **Beckenboden**

Gymnastik für das **Becken** und den **Beckenboden**

Das weibliche Becken und der Beckenboden stellen »die Pforte der Lebendigkeit« dar. Diese Gymnastikübungen sollen die beiden Bereiche gezielt auf die Herausforderungen der Schwangerschaft und der Geburt vorbereiten.

Der Aufbau des Beckens:

a) Darmbeinschaufel
b) Hüftbeinknochen
c) Iliosakralfuge
d) Kreuzbein
e) Steißbein
f) Schambein
g) Sitzbeinknochen

Das Becken

Stellen Sie sich das Becken wie eine große Wiege vor, in der das Baby ganz geborgen liegt. In den letzten Wochen vor der Geburt schiebt sich der Babykopf in den Beckeneingang, so dass sich sein Schädel unterhalb des Beckenrands befindet. Hormone bewirken, dass sich die Beckenknochen, die Sehnen und Bänder während der Schwangerschaft lockern, um dem Baby den Weg nach draußen zu erleichtern.

Das Becken – beweglich, aber stabil

Ein bewegliches Becken ist wichtig, denn es lindert Schmerzen, die durch die Lockerung der Knochenverbindungen entstanden sind, und erleichtert dem Baby bei einer aufrechten Geburtsposition die Reise durch das Becken. Das Weichwerden der Bänder unterstützt die Dehnung

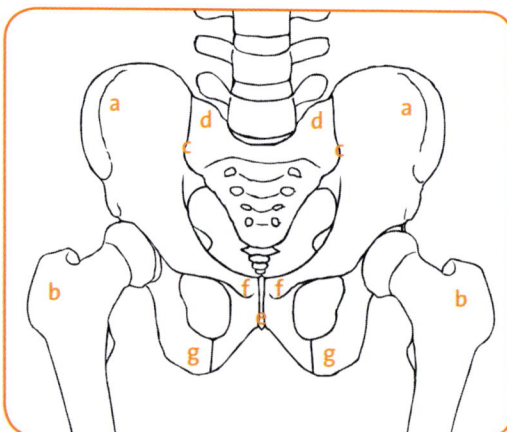

der Beckengelenke, so dass sich der Durchmesser des Beckenkanals vergrößert und Ihrem Baby mehr Raum schafft. Da das Becken Hauptträger Ihres Körpergewichts ist und sich Ihr Gewicht in der Schwangerschaft erhöht, kommt es oftmals zu lästigen Verspannungen im unteren Rückenbereich. Die Bänder des Beckens und die dazugehörigen Muskeln arbeiten zusammen, um sämtliche Teile des Beckenbereichs miteinander zu verbinden.

Ein Ungleichgewicht der Teile fördert die Instabilität des Beckens und kann Schmerzen verursachen. Langes Stehen, Sitzen und Liegen belastet unnötig und verstärkt schon bestehende Schmerzen.

Sanfte, feine Bewegungen des Beckens halten die Muskeln, Bänder und Gelenke des Beckens geschmeidig und sorgen so für die nötige Stabilität, um der hormonellen Lockerung der Beckenknochenverbindungen relativ schmerzfrei standzuhalten.

Der Beckenboden

Den Abschluss des Bauchraums am Beckenausgang zwischen Schambein und Steißbein bildet eine dreischichtige Muskelplatte rund um After und Scheide: der Beckenboden. Er gehört zu Ihren wichtigsten Körperteilen, vor allem während der Schwangerschaft und der Geburt. Er erstreckt sich direkt zwischen den Beinen, wie eine Hängematte oder ein Trampolin gespannt. Der Beckenboden bildet um After und Scheide herum quasi kreisförmige Schließmuskeln, die nach Bedarf geöffnet und geschlossen werden können.

Indem Sie Ihren Beckenboden stärken, intensivieren Sie Ihr Körpergefühl und sind besser auf die Entbindung vorbereitet.

Den Beckenboden trainieren

Die Beckenbodenmuskeln, obwohl sie nicht zu sehen sind, unterliegen dennoch der bewussten Kontrolle. Sie können sie deshalb wie jede andere Muskelpartie auch regelmäßig trainieren.

Ist der Muskeltonus ausgeglichen, kann der Beckenboden seine Stütz- und Tragefunktion der inneren Organe optimal wahrnehmen.

Ein schlaffer Beckenboden dagegen verursacht Senkungsbeschwerden, so als ob die inneren Organe aus Ihrem Körper »herausfallen« würden. Dem Druck des Gewichts kann ein untrainierter, schlaffer Beckenboden nur schlecht standhalten, so dass er auf Druckverstärkungen wie Niesen und Husten nicht mehr reagieren kann. Die Schließmuskeln öffnen sich, Sie verlieren Urin.

Während der Entbindung arbeitet Ihre Gebärmuttermuskulatur wie sonst nie im Leben. Sie spüren diese Arbeitskräfte als Wehentätigkeit – und Sie können stolz auf die Leistungsfähigkeit Ihres Körpers sein.

Während der Schwangerschaft dehnt sich die Beckenbodenmuskulatur extrem, der Druck verstärkt sich, die Belastung nimmt zu und die Muskeln werden zusätzlich hormonell weich gemacht, um dem Baby den Weg nach draußen zu erleichtern. Deshalb ist es nötig, dieser wichtigsten Stütze der Gebärmutter durch ein regelmäßiges Training Kraft zu geben. Regelmäßiges An- und Entspannen der Beckenbodenmuskeln, die dann wie eine Membran oder ein Trampolin schwingen, kräftigt und stärkt sie, bewirkt einen guten, ausgeglichenen Muskeltonus zwischen An- und Entspannung und fördert die Durchblutung.

Das geschieht während der Geburt

Während der Geburt dehnt und weitet sich Ihr Beckenboden maximal, so dass es sein kann, dass das Gewebe reißt oder ein Dammschnitt ausgeführt werden muss. Eine aufrechte Haltung während der Geburt oder ähnliche Haltungen im Knien und Hocken unterstützen die Dehnfähigkeit der Beckenbodenmuskeln, denn wenn Sie aufrecht bleiben, dehnen sich die Beckenbodenmuskeln wie von selbst, weil sie zu den Streckmuskeln des Rumpfes gehören. Ihre Gegenspieler, die Beugemuskeln, die sich vorne befinden, kontrahieren und verkürzen sich dabei, so dass sich die Beckenbodenmuskeln optimal entspannen und dehnen können. Das bedeutet, dass Ihr Damm weniger belastet wird und Sie sich entspannter dem Geburtsvorgang »öffnen«. Sie können das ganz einfach auch selbst feststellen: Wenn Sie in die Hocke gehen, tritt automatisch ein Dehnungsgefühl im Beckenboden ein. Aus diesem Grund sind Hockübungen zur Vorbereitung auf die Geburt zu empfehlen.

Die Übungen für das Becken

Gezielte Übungen helfen, die Becken-haltungsschäden und die damit ver-bundene Beckenerstarrung unseres Lebensstils auszugleichen und die Elas-tizität des gesamten Beckenbereichs wieder herzustellen.

Das Becken ertasten

▶ Stellen Sie sich aufrecht hin. Legen Sie Ihre Hände auf die Hüftknochen (Darmbeine), die etwa in Taillenhöhe zu spüren sind (A im Bild).

▶ Danach wandern Sie zu den Hüftge-lenken, die sich dort befinden, wo die Bewegung der Beine stattfindet, wenn Sie sie anwinkeln und anheben – also nicht außen auf den Darmbeinen wie sehr häufig angenommen wird (B im Bild).

▶ Wandern Sie weiter bis zum Scham-bein nach vorne oberhalb der Scheide (C im Bild).

▶ Die Kreuzbeinplatte (das so genann-te Kreuz) ertasten Sie am Rücken zwi-schen den Darmbeinen (D im Bild auf Seite 54 oben).

▶ Tasten Sie von dort aus weiter nach unten, dann kommen Sie zum Steiß-bein, das sich während der Geburt

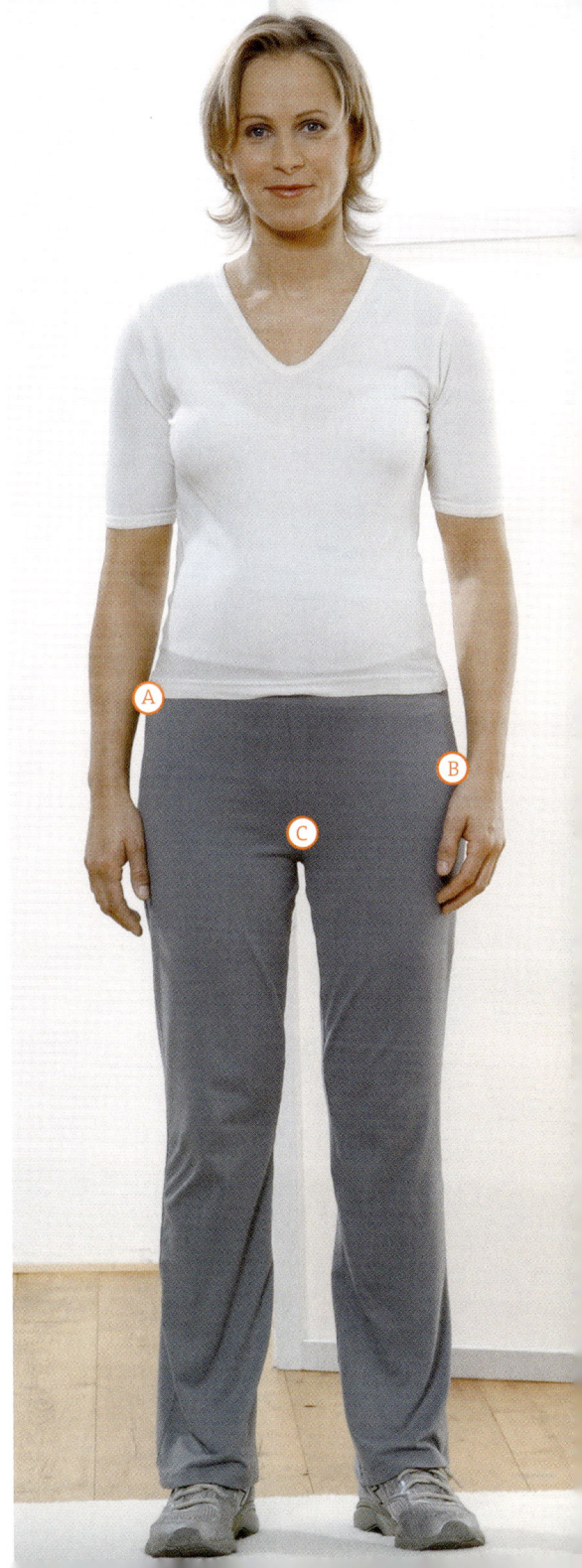

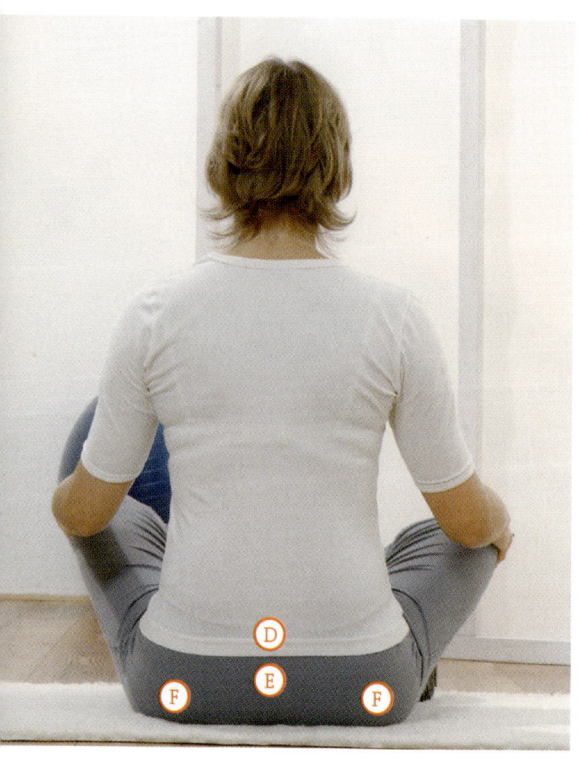

elastisch nach außen biegt, um dem Baby Platz zu machen (E im Bild links oben).

▶ Setzen Sie sich hin und schieben Sie beide Hände unter das Becken. Hier ertasten Sie die Sitzbeine, die wie zwei harte Höcker zu fühlen sind (F im Bild links oben). Wenn Sie auf den Sitzbeinen sitzen, richtet sich Ihre Wirbelsäule auf, so dass Sie eine aufrechte Haltung einnehmen.

Der Kinderwagen

▶ Legen Sie sich auf den Rücken.
▶ Winkeln Sie beide Beine vor Ihrem Körper an, die Füße sind dabei in der Luft.
▶ Umfassen Sie Ihre Kniekehlen mit den Händen und drücken Sie Ihr Kreuzbein gegen den Boden (Bild unten).

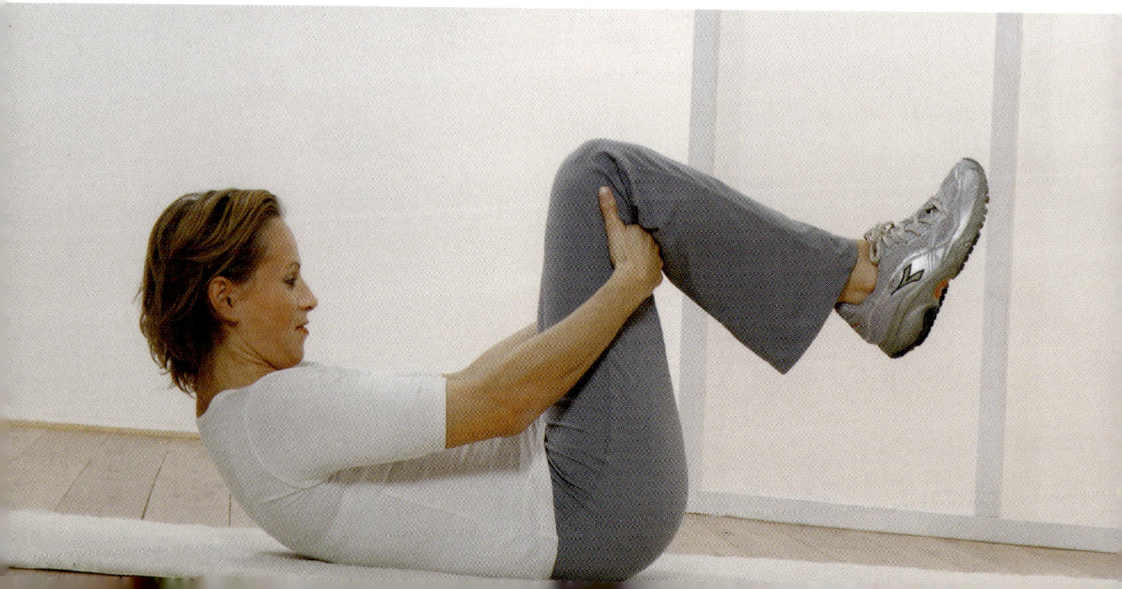

▶ Schaukeln Sie sanft über das Kreuzbein hinweg nach rechts und nach links. Führen Sie nur minimale Bewegungen aus.

Die Babywiege

▶ Legen Sie sich mit dem Rücken auf eine Decke und stellen Sie die Beine auf.

▶ Wiegen Sie Ihr Becken von rechts nach links über Ihr Kreuz hinweg, ohne es vom Boden zu lösen. Führen Sie die Bewegung ganz, ganz langsam aus.

▶ Danach kippen Sie Ihr Becken genauso behutsam und langsam vor und zurück (Bild unten).

▶ Als dritte Bewegung ziehen Sie die rechte Hüfte Richtung rechte Schulter und dann die linke Hüfte Richtung linke Schulter – immer am Boden entlang.

Das Ziffernblatt

▶ Legen Sie sich mit dem Rücken auf Ihre Decke.

▶ Stellen Sie sich vor, auf Ihrem Kreuz wäre ein Ziffernblatt angebracht. Kippen Sie jetzt Ihr Becken zur 12, so dass Sie Ihr Kreuz fest in den Boden drücken.

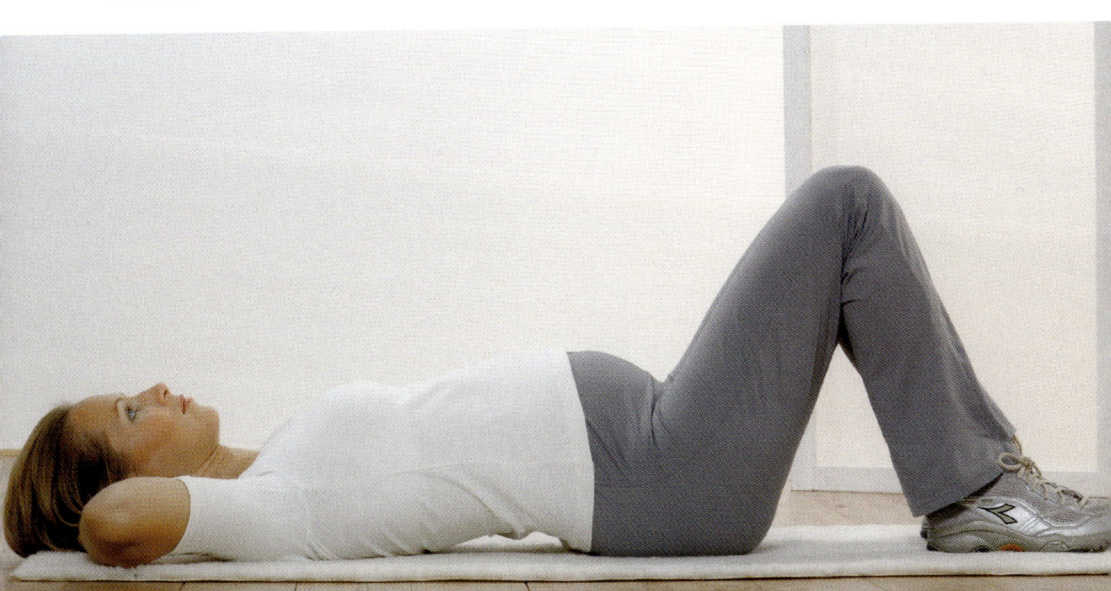

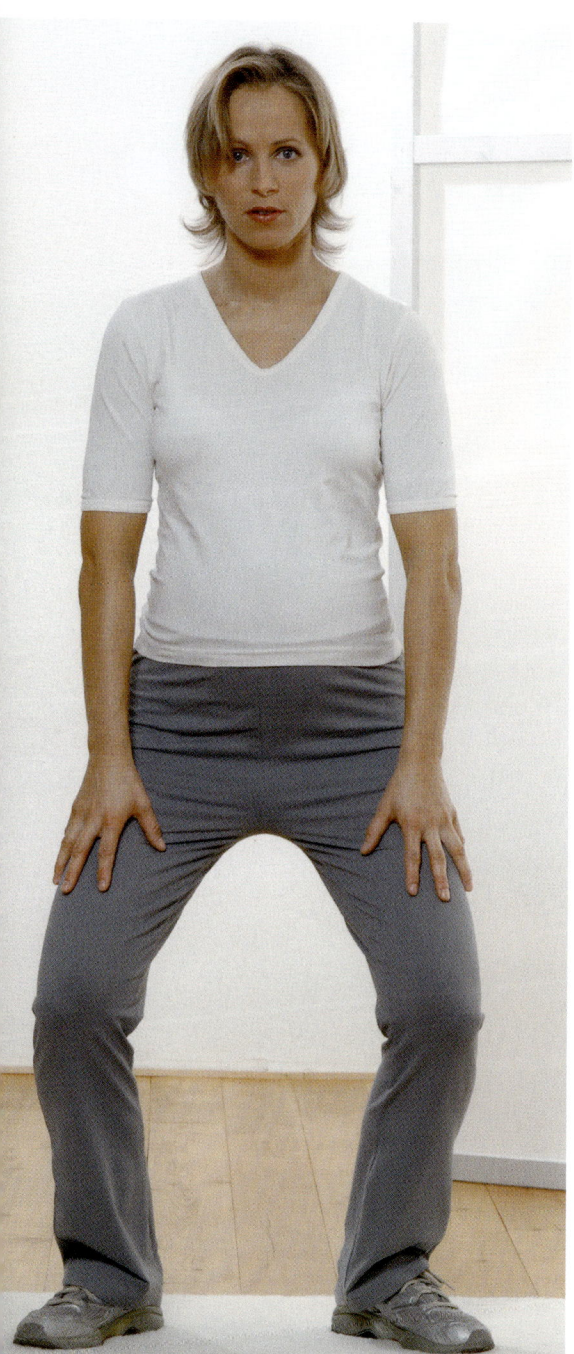

▶ Wandern Sie weiter zur 3 und pressen Sie die linke Hüfte auf den Boden. Bei der 6 löst sich Ihr Kreuz leicht vom Boden und Ihr Steißbein drückt in den Untergrund. Auf der 9 pressen Sie Ihre rechte Hüfte auf den Boden.

▶ Führen Sie dies 1 Minute lang aus.

▶ Kreisen Sie anschließend langsam und fließend rund um das Zifferblatt: 1-mal im Uhrzeigersinn, 1-mal dagegen.

Die stehende Hocke

▶ Stellen Sie sich aufrecht mit schulterbreit geöffneten Beinen hin.

▶ Beugen Sie die Knie, die Füße zeigen nach außen (die Hüftgelenke sind nach außen gedreht).

▶ Stützen Sie sich mit den Händen auf Ihren Oberschenkeln ab, ohne die aufrechte Haltung zu verändern (Bild links), und spüren Sie tief in Ihr Becken hinein.

▶ Stellen Sie sich nun vor, wie sich Ihre Wirbelsäule nach oben verlängert, wie Ihr Becken weit und stabil ist und Ihr Kreuzbein nach unten hin immer länger wird.

▶ Beginnen Sie, Ihr Becken sanft zu schaukeln, nach rechts und nach links zu drehen, zu wiegen und danach vor und zurück zu kippen.

Hockposition einnehmen

Hockübungen sind ideal, den Beckenboden vorbereitend zu dehnen.

▶ Stellen Sie sich vor einen stabilen Stuhl und halten Sie sich an der Lehne fest, falls Ihnen die Hockposition schwer fällt.

▶ Rollen Sie ein dickes Handtuch unter die Fersen, falls Sie verkürzte Wadenmuskeln haben, die in der Hocke schmerzen.

▶ Drehen Sie die Füße weit nach außen und nehmen Sie die Froschhaltung ein: Beine auseinander, in die Hocke gehen und beide Hände vorne parallel auf den Boden legen (Bild rechts oben).

Bitte beachten: Diese Übung führen Sie erst in den letzten 10 Wochen vor der Entbindung aus. Bei akuten Schmerzen im Bereich des Schambeins und bei Muttermundschwäche diese Übung meiden.

In das Becken atmen

▶ Stellen Sie sich aufrecht hin.

▶ Legen Sie die rechte Hand auf Ihr Schambein und schicken Sie Ihre tiefe Atmung, helles, weitendes Licht und herzliche Liebe dorthin (Bild rechts unten).

▶ Spüren Sie die Weite und die Stabilität Ihres Beckens. Sie lockern und entkrampfen während der ruhigen Atmung Ihre Bänder, Muskeln und Gelenke.

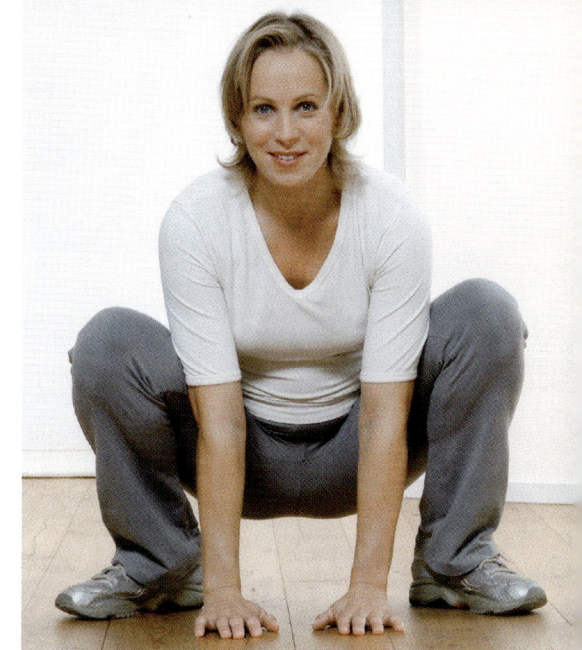

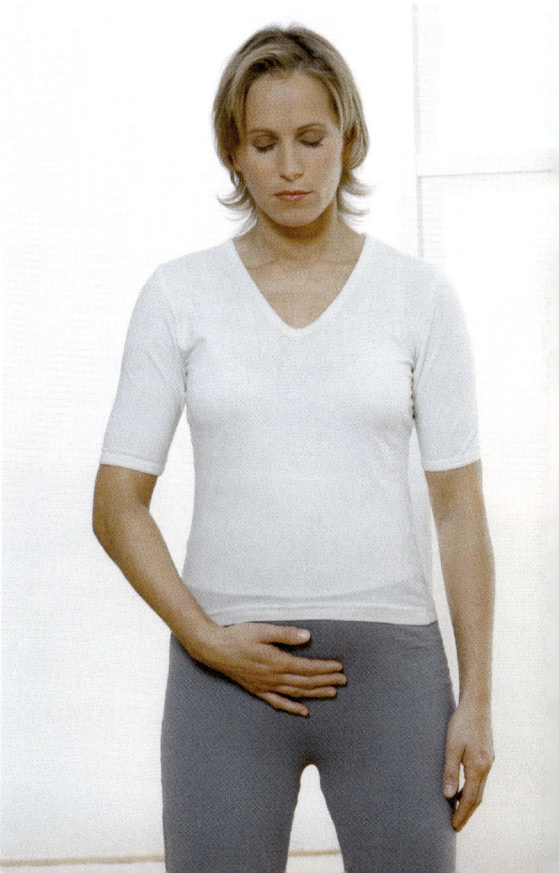

▶ Dann wandern Sie mit der Hand weiter zum Kreuz, zu den Darmbeinen, den Sitzbeinen und dem Steißbein. Jedes Mal schicken Sie Ihren Atem zu Ihrer Hand und dem jeweiligen Beckenteil.

Die Übungen für den Beckenboden

Die hier vorgestellten Übungen schulen die Körperwahrnehmung für die Beckenbodenmuskeln, die vielen Frauen bis dahin völlig unbekannt waren, und halten sie elastisch. All diese Übungen sollten Sie ganz bewusst ausführen.

Das Beckenbodentraining während der Schwangerschaft sollte sanft und ohne Kraftanstrengung sein.

Den Beckenboden kennen lernen

▶ Lernen Sie Ihren Beckenboden kennen – am besten nackt.
▶ Da man den Beckenboden nicht sehen kann, sollten Sie mutig Ihre Hände zur Hilfe nehmen.
▶ Tasten Sie die Haut um After und Scheide herum bis zu den Schenkeln ab.
▶ Anschließend tasten Sie dann vom Schambein bis zum Steißbein hin. Alle Muskeln, die Sie fühlen, bilden den Beckenboden.
▶ Die Schließmuskeln um Scheide und After können Sie genauso berühren. Sie sind miteinander verbunden. Die beiden Ringmuskeln sind wie eine liegende Acht aufgebaut.
▶ Wenn Sie möchten, schieben Sie einen sauberen Finger in die Scheide und versuchen Sie, ihn durch Anspannung der Scheidenmuskulatur festzuklemmen. So werden Sie feststellen, wo der Schließmuskel sitzt.

Kneifübungen zur bewussten An- und Entspannung

▶ Spannen Sie die Scheidenmuskulatur an.
▶ Wenn Ihnen dies nicht gelingt, so üben Sie auf der Toilette, den Harnstrahl zu unterbrechen (nicht zu oft ausführen, weil sonst die Blase nicht vollständig entleert wird). Genauso wird die Scheidenmuskulatur aktiviert.

▶ Stellen Sie sich vor, Ihre Scheide wäre ein bezaubernder Mund, der viele Küsse verschickt. Jede kleine Anspannung ist ein kleiner Kuss. Sie können sich aber auch vorstellen, mit der Scheide zu zwinkern.

▶ Vergessen Sie bei dieser Übung nicht, Ihren Atem ganz normal fließen zu lassen.

▶ Üben Sie »Küssen« oder »Zwinkern« immer wieder und so oft es Ihnen einfällt.

Beckenboden und Atmung

▶ Setzen Sie sich auf eine Decke vor einer Wand und lehnen Sie sich fest dagegen.

▶ Stellen Sie die Beine auf und legen Sie eine Hand auf den Beckenboden zwischen den Beinen (Bild rechts).

▶ Atmen Sie nun zum Beckenboden hin und spüren Sie, wie die Atmung den Beckenboden dehnt, lockert und entspannt. Spüren Sie dem Atemfluss hinterher.

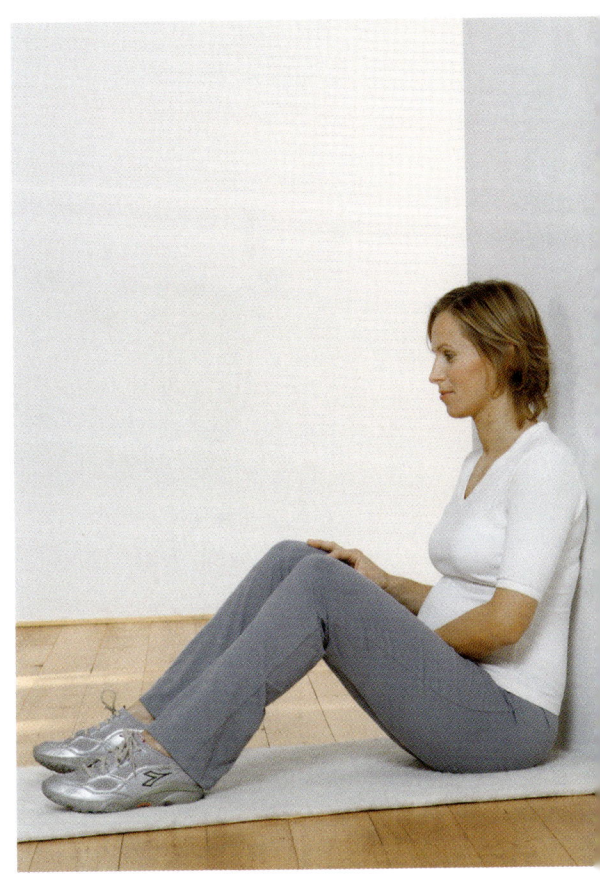

Variationen für
»Beckenboden und Atmung«

▶ Führen Sie die Übung im Stehen mit schulterbreit geöffneten Beinen und gebeugten Knien aus. Dabei können Sie sich ebenfalls an eine Wand lehnen. So erhalten Sie für diese Übung den nötigen sicheren Stand.

▶ Gehen Sie in die Hocke und schicken Sie Ihren Atem zum Beckenboden.

Leichtes Wippen

▶ Stellen Sie sich aufrecht hin und wippen Sie ganz leicht auf und ab, indem Sie die Knie beugen und strecken.

▶ Stellen Sie sich vor, wie Ihr Beckenboden wie ein Trampolin elastisch auf- und abschwingt.

Hinsetzen und Aufstehen

▶ Stellen Sie sich vor einen Stuhl.

▶ Setzen Sie sich langsam hin. Beim Absetzen dehnt sich Ihr Beckenboden. Stellen Sie sich dabei vor, wie ein Fallschirm mit Ihrem Gesäß zum Stuhl zu schweben (Bild unten).

▶ Stehen Sie anschließend langsam wieder auf. Dabei spannen sich automatisch die Beckenbodenmuskeln an. Unterstützen Sie dies mit dem bewussten Anspannen der Scheidenschließmuskulatur.

▶ Wiederholen Sie die Übung 10-mal im fließenden Wechsel.

Beckenbodenpositionen

▶ Stellen Sie sich aufrecht hin und gehen Sie dann langsam in die Hocke.

▶ Versuchen Sie, ganz bewusst die Scheidenmuskulatur anzuspannen. Dabei müssen Sie gegen den Widerstand der Beckenbodendehnung angehen, Sie haben aber so ein erheblich besseres Gefühl für die Stärke Ihrer Beckenbodenmuskulatur. Je stärker sie ist, desto leichter wird Ihnen diese Übung fallen.

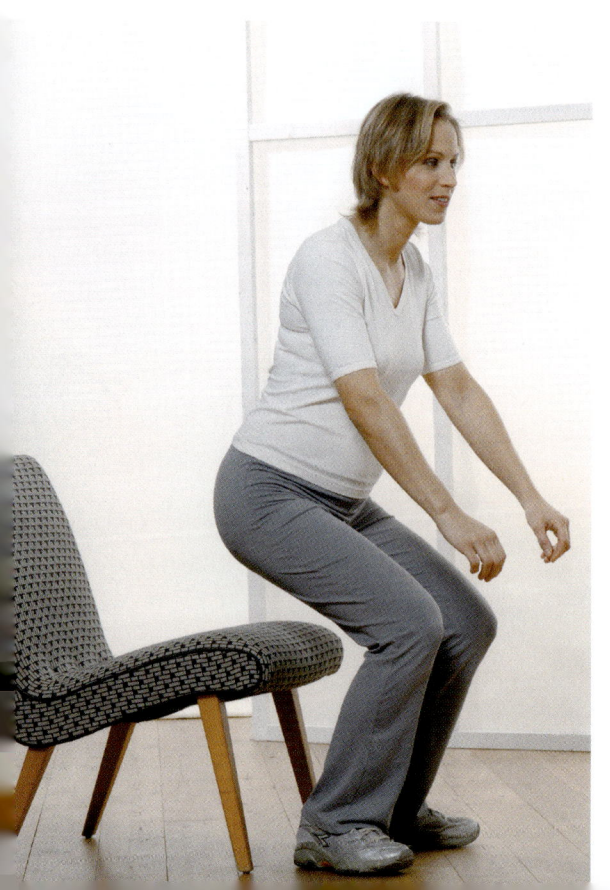

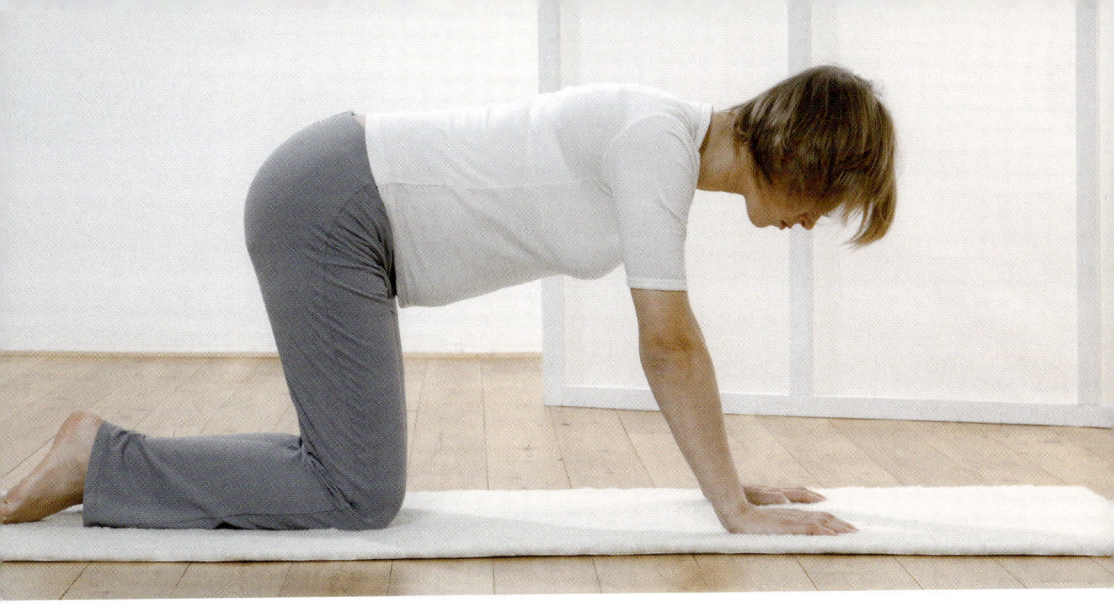

▶ Einfacher, aber genauso effektiv können Sie im Vierfüßlerstand auf Händen und Knien üben. Gehen Sie in diese Position und führen Sie die Übung wie in der Hocke aus (Bild oben).

▶ In Rückenlage ist die Übung ebenfalls leicht auszuführen. Stellen Sie die Beine an. Kippen Sie Ihr Becken so, dass Ihr Kreuz fest den Boden berührt und spannen Sie nun den Beckenboden an.

▶ Kippen Sie anschließend das Becken nach vorne und lösen Sie die Spannung wieder.

Bitte beachten: Die drei beschriebenen Beckenbodenpositionen sollten Sie erst in den letzten 10 Wochen vor der Entbindung ausführen.

Fahrstuhl fahren

▶ Legen Sie sich mit dem Rücken auf eine Decke und stellen Sie die Beine auf.

▶ Stellen Sie sich vor, wie Sie die Scheidenmuskulatur in Etappen anspannen und genauso wieder lösen.

▶ Stellen Sie sich dann vor, wie Sie die Scheide so weit wie möglich, ohne den Bauch anzuspannen, nach innen ziehen.

▶ Machen Sie diese Übung, so lange Sie sich wohl fühlen.

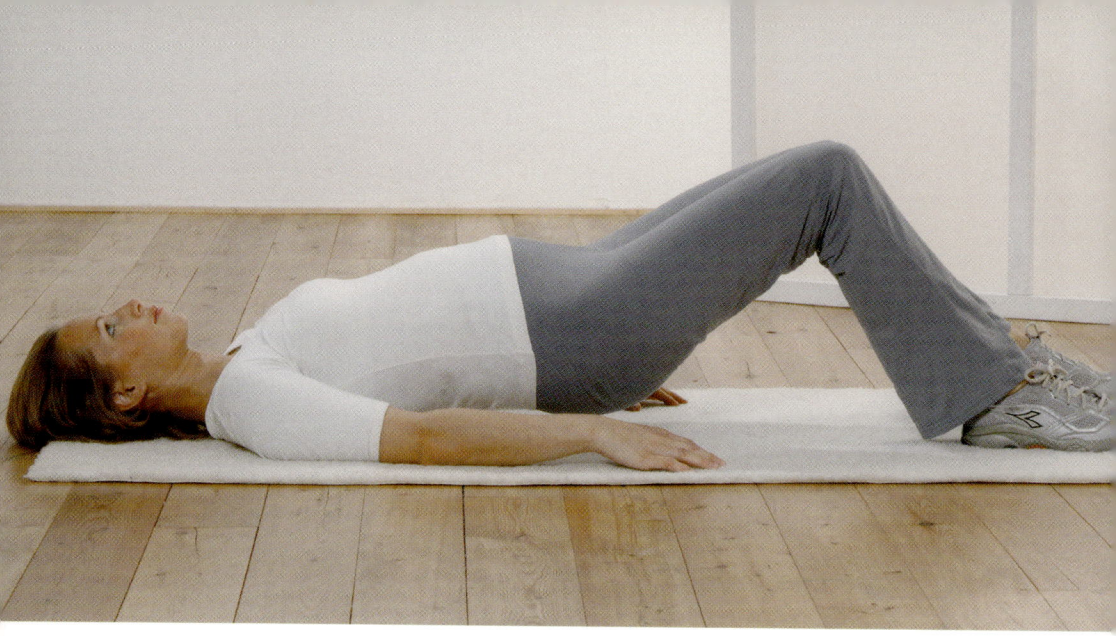

Auf und Ab

▶ Legen Sie sich mit dem Rücken auf eine Decke und stellen Sie die Beine auf. Heben Sie behutsam Becken und Gesäß an. Atmen Sie dabei ein und spüren Sie, wie sich der Beckenboden anspannt (Bild oben).

▶ Legen Sie das Gesäß wieder ab und senken Sie auch Ihr Becken nach unten, bis Sie wieder auf dem Kreuzbein liegen. Atmen Sie dabei aus und spüren Sie, wie weich und gedehnt der Beckenboden ist.

Die Kombination

Verbinden Sie die Kneifübungen (siehe Seite 58) mit einem Ton. Sagen Sie mehrmals »Tsch-tsch-tsch«. Bei jedem »Tsch« kneifen Sie die Scheidenmuskulatur zusammen. Da das Kneifen einer Muskelanspannung entspricht und das gesprochene Wort einer Ausatmung, bleiben Sie im Atemfluss. Sie rhythmisieren die An- und Entspannung nach dem »Beckenbodentrampolineffekt« und kombinieren die bei der Ausatmung entstehende Aufwärtsbewegung des Zwerchfells mit der Aufwärtsbewegung (Anspannung) des Beckenbodens. Im Gegensatz dazu entspannt ein langes geseufztes »Ohhhhhh« den Beckenboden und dehnt die Muskulatur.

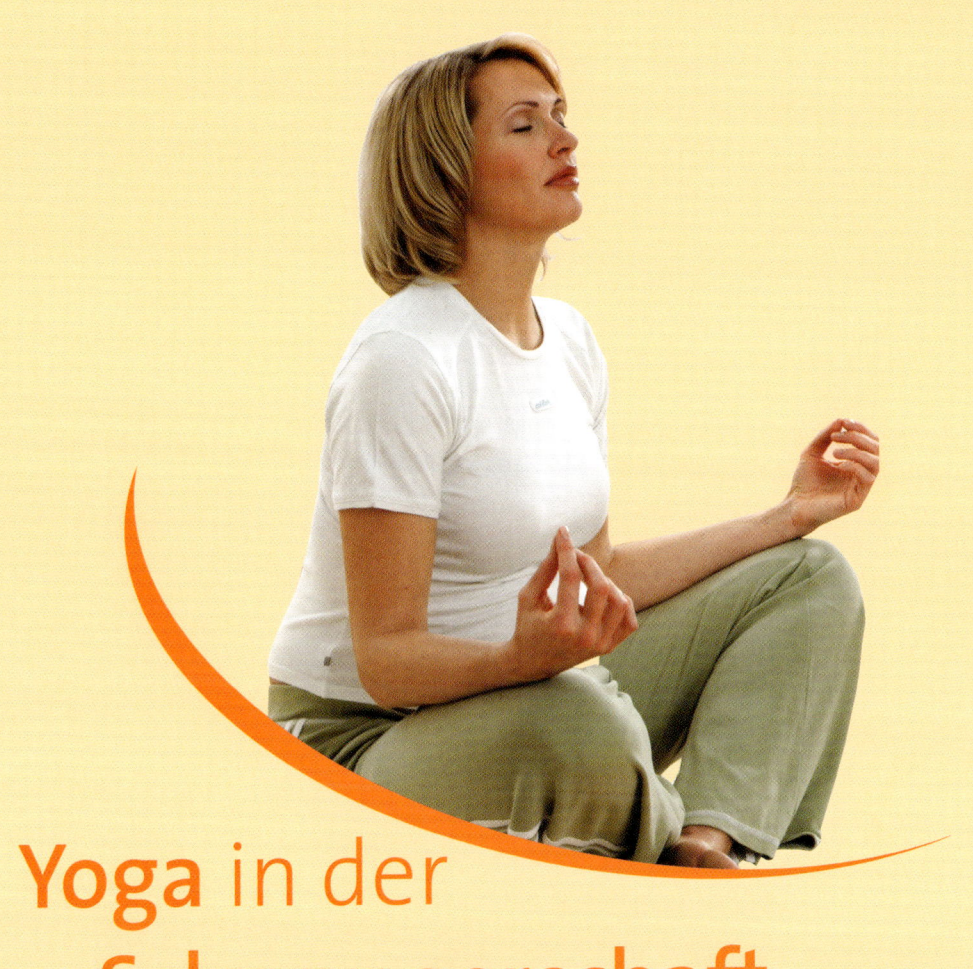

Yoga in der
Schwangerschaft

Yoga zum Wohlfühlen

Der Begriff »Yoga« stammt aus dem Sanskrit und bedeutet »anjochen« oder »anschirren «. Ein Joch verbindet zwei Ochsen, die einen Pflug ziehen müssen. Das heißt für den Yogapraktizierenden, die Einheit von körperlichen, geistigen und seelischen Prozessen durch Yoga zu finden. Es heißt auch, sich dem Lebensfluss hinzugeben und die Kräfte für das innere Wachstum zu nutzen, bis es zur Vereinigung mit dem menschlichen und dem göttlichen Selbst kommt.

Jeder braucht im Leben regelmäßige Ruheinseln – Zeit und Raum, die er ganz für sich nutzen kann. In der Schwangerschaft sollten Sie verstärkt darauf achten, dass Sie diese Ruheinseln auch wirklich bekommen.

Extra Übungen für Schwangere

Es gibt mittlerweile sehr viele Yogawege, die aber letztendlich alle das gleiche Ziel haben: Liebe in Freiheit und Frieden fließen zu lassen und Verbundenheit zu erfahren. Yoga für Schwangere ist am ehesten mit dem Kundalini-Yoga zu vergleichen. Kundalini-Yoga ist ein Weg, der auf dynamische Art und Weise Körper- und Atemübungen sowie Meditationen mit einbezieht. Für Schwangere sind viele Übungen den anderen Umständen angepasst. So werden beispielsweise alle Übungen gemieden, die die Bauchmuskulatur miteinbeziehen.

Die Schwangerschaft im Yoga

Im Yoga ist der Körper das Zuhause der Seele. Um in Verbindung mit der Seele zu kommen, wird der Körper wie ein Tor durchschritten. Körperübungen (Asanas) dienen deshalb immer auch der Seele.

Yoga bedeutet, in jeder werdenden Mutter das Lob der Schöpfung zu sehen, denn eine schwangere Frau stellt ihrem Kind ihren Körper mit all ihrer Liebe zur Verfügung. Durch ihre Liebe und Fürsorge kommt eine neue Seele in die Welt und erhält einen einzigartigen Körper.

Aus yogischer Sicht besitzt der Mensch nicht nur einen physischen Körper, sondern auch verschiedene nicht sichtbare, feinstoffliche Körperebenen aus Energie, die die emotionale, mentale und spirituelle Verbindung zum Körper darstellen.

Dem Organismus werden so genannte Chakras gegenübergestellt. Sie sind Energiezentren am Körper, die kreisförmig im feinstofflichen Bereich zu finden sind. Die sieben Hauptchakras beeinflussen Organe, Drüsen und Gefühlsebenen. Gibt es energetische Blockaden, fühlt sich der Mensch nicht mehr wohl. Dies drückt sich in physischen und psychischen Problemen aus.

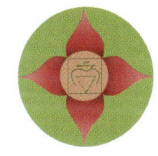

Wurzelchakra

Die sieben Hauptchakras

Wurzelchakra: Es befindet sich am Steißbein und umfasst den Beckenboden. Es strahlt zu Beinen und Füßen aus. Es symbolisiert die Wurzeln im Leben. Spazierengehen unterstützt die Arbeit des Chakras und ist die beste Möglichkeit, sich wieder neu im Leben zu verwurzeln.

Sakralchakra: Es liegt unterhalb des Nabels und ist für Nieren, Blase, Harnwege, Gebärmutter und Eierstöcke zuständig. Seine Energie zeigt die schöpferische Kraft im Menschen an. Es stärkt die Schwangerschaft als schöpferische Phase, aber auch jegliches andere schöpferische Tun.

Sakralchakra

Nabelchakra: Es sitzt direkt über dem Nabel und beeinflusst Magen, Leber und Gallenblase sowie die restlichen Verdauungsorgane. Jegliche Unterdrückung von Emotionen schwächt dieses Chakra. Zorn, Wut, Frust und Enttäuschung sollten deshalb in der Schwangerschaft zugelassen und in Ruhe verwandelt werden. Loslassen und Selbstliebe sind dazu wichtig.

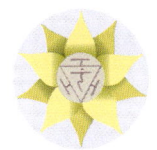

Nabelchakra

Herzchakra: Es befindet sich in der Mitte des Brustkorbs und wirkt auf Herz und Lunge. Aber auch der Schulterbereich wird durch eine

Herzchakra

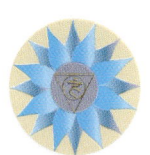

Kehlchakra

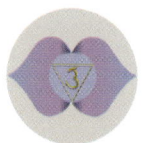

Stirnchakra

Scheitelchakra

Schwächung im Herzchakra negativ berührt. Umso wichtiger ist es, auf die eigene innere Stimme, die Stimme des Herzens, zu hören und ihr zu folgen.

Kehlchakra: Es liegt über dem Kehlkopf am Hals und beeinflusst den gesamten Hals, Schilddrüse, Stimme, Sprache, Hören und Arme. Eine offene Kommunikationsfähigkeit stärkt das Chakra und verleiht dem Menschen Ausdruck in der Außenwelt und im Umgang miteinander. Gedanken mitteilen zu können und auszudrücken sind wichtig zur Stärkung des Kehlchakras. Singen stärkt es besonders!

Stirnchakra: Es sitzt in der Stirnmitte und nimmt Einfluss auf Gedanken und Visionen. Eine gute Stärkung dieses Chakras ist zum Beispiel das Führen eines Traumtagebuchs und das aktive Zulassen aller Ideen und Gedanken. Nichts soll verleugnet werden, sondern ersichtlich sein.

Scheitelchakra: Dieses Chakra liegt auf dem Kopf im Bereich des Scheitels und sorgt für die Verbundenheit des Menschen mit dem universellen Bewusstsein. Es ermöglicht die Öffnung für eine spirituelle Eingebundenheit im Leben.

Yoga – der Weg zu dir selbst

Wer Yoga ausübt, findet ein Stück weit zu sich selbst, lernt sich besser kennen, vertraut seiner inneren Stimme, geht liebevoll mit seinem Körper um und stimmt sich auf das Wachsen und Reifen seiner Seele ein. Yoga ist viel mehr als ein bloßes Übungsprogramm. Es ist ein Weg der Selbstliebe und Achtung, aber auch des Mitgefühls und der Herzensliebe für all seine Mitmenschen.

Der Rhythmus des Lebens

Natürliche Lebensrhythmen, Tages- und Jahreszeiten, körperliche Zyklen und Grundbedürfnisse sind im täglichen Leben oft gestört. Viele Schwangere sind deshalb am Anfang ihrer Schwangerschaft völlig überlastet, gestresst und immer noch eingebunden in ihren von Unregelmäßigkeiten gekennzeichneten Alltagsablauf, der sie regelrecht krank macht. Soziale Anforderungen, berufliche Anspannungen, persönliche Unzufriedenheit, das Empfinden von Leere und Sinnlosigkeit und Probleme aller Art machen das Leben schwer.

Yoga setzt als Weg die Selbstheilungskräfte wieder in Gang. Die Kraft von Erde, Sonne und Mond wirken regulierend. Die werdende Mutter kann sich wieder eingebunden fühlen in die natürlichen Rhythmen des Lebens und ist mit dem Wechsel der Jahreszeiten verbunden. Auch jeder Tag birgt in sich viele kleine Rhythmen wie Anfänge und Abschiede, Rituale und Entwicklungsperioden.

Yoga hilft, wieder mit dem natürlichen Rhythmus des Lebens in Einklang zu kommen.

Dunas – drei Schwingungszustände

Im Yoga unterscheidet man drei verschiedene Schwingungszustände, die im Menschen wirken und einerseits ihre positiven Kräfte, andererseits ihre negativen Kräfte in Form von Krankheiten, Stress und Problemen sichtbar machen:

Sattva: Ausgeglichenheit, Reinheit, Helligkeit, Leichtigkeit
Rajas: Aktivität, Tatendrang, Hitze, Leidenschaft
Tamas: Trägheit, Schwere, Dunkelheit, Gemütlichkeit

Diese drei Dunas, die Zustände, entsprechen den konstitutionellen Hauptmerkmalen des Menschen im Ayurveda, den so genannten Doshas Vata, Pitta und Kapha.

Yogaübungen in der Schwangerschaft

Sie können jederzeit während der Schwangerschaft mit Yoga beginnen. Im ersten Drittel der Schwangerschaft schenkt Ihnen Yoga innere Ruhe und Ausgeglichenheit, wenn Sie sich müde fühlen, und lässt Sie die Zeit der Übelkeit durch die Hormonumstellung besser verkraften. Im zweiten Drittel der Schwangerschaft, wenn Ihr Bauch zu wachsen beginnt und die ersten Kindsbewegungen spürbar werden, verhilft

Yoga Ihnen zu einer besseren Selbstwahrnehmung und intensiviert die Kontaktaufnahme mit Ihrem Baby. Im letzten Drittel bereitet Sie Yoga dann auf die Entbindung vor und lindert Schwangerschaftsbeschwerden.

Die Übungsfolge (siehe Seite 69 ff.) beginnt mit dem Sitzen. Danach folgt der Vierfüßlerstand, das Stehen und das Liegen. Es werden nur ganz wenige Übungen in der Rückenlage ausgeführt, weil diese vor allem in der Spätschwangerschaft sehr belastend sein können und nicht mehr angenehm sind.

Jede der Yogaübungen ist auch für Nichtschwangere sowie für Männer geeignet.

Das Üben als Weg der inneren Einkehr

▶ Nehmen Sie sich viel Zeit zum Üben, zum Ausführen der einzelnen Übungen und zum Nachspüren und Ausklingen.

Übungsvorbereitungen

▶ Üben Sie auf einer dicken Wolldecke oder auf einem Schaffell. Halten Sie noch eine Decke bereit, um sich zuzudecken, wenn Sie bei meditativen Übungen zu frösteln beginnen.

▶ Achten Sie auf bequeme, nicht einengende Kleidung!

▶ Entzünden Sie eine Kerze in Sicht- und Reichweite. Sie stellt das verbindende Element von Tun und Nichttun dar.

▶ Üben Sie am frühen Vormittag oder während der Dämmerstunde. Übungen während der Mittagszeit oder am späten Abend sollten vermieden werden. Während dieser Zeiten sind höchstens Meditationen und Stilleübungen angebracht.

▶ Achten Sie bei jeder Ausatmung darauf, mit leicht geöffnetem Mund und lockerem Unterkiefer auszuatmen, anders als im klassischen Yoga!

▶ Führen Sie die Übungen so aus, dass Sie sich dabei wohl fühlen. Ihr eigenes Empfinden ist ausschlaggebend, wie lange und wie oft Sie üben möchten. Yoga ist keine Instantlösung für Probleme, sondern bedarf des Übens, um zum inneren Ausgleich zu führen. Das Gefühl des Wachsens und Reifens und das Verbinden von Körper, Geist und Seele wird sich allmählich einstellen. Aber es gibt viele Wege der inneren Einkehr. Wer beim Üben spürt, dass Yoga der richtige Weg für ihn ist, kann ihn weitergehen, auch wenn die Schwangerschaft längst beendet ist.

▶ Lernen Sie alle Übungen genau kennen, um sich dann Ihre Favoriten herauszusuchen.

Die Einstimmung:
Ich bin dankbar

▶ Setzen Sie sich im Schneidersitz oder mit zusammengelegten Fußsohlen aufrecht auf Ihre Decke.

▶ Lassen Sie die Schultern sinken und stellen Sie sich vor, Ihr Kopf ruhe ganz leicht und locker auf Ihrem Rumpf.

▶ Legen Sie nun beide Handflächen in Ihrem Schoß zusammen. Schließen Sie die Augen und überlassen Sie sich der Dankbarkeit und Freude. Es ist nicht selbstverständlich, ein Kind zu bekommen, sondern ein besonderes Wunder des Lebens. Spüren Sie in dieses Wunderbare mit all Ihrer Herzenskraft hinein (Bild rechts).

▶ Öffnen Sie dann wieder die Augen, beugen Sie sich leicht mit gestreckten

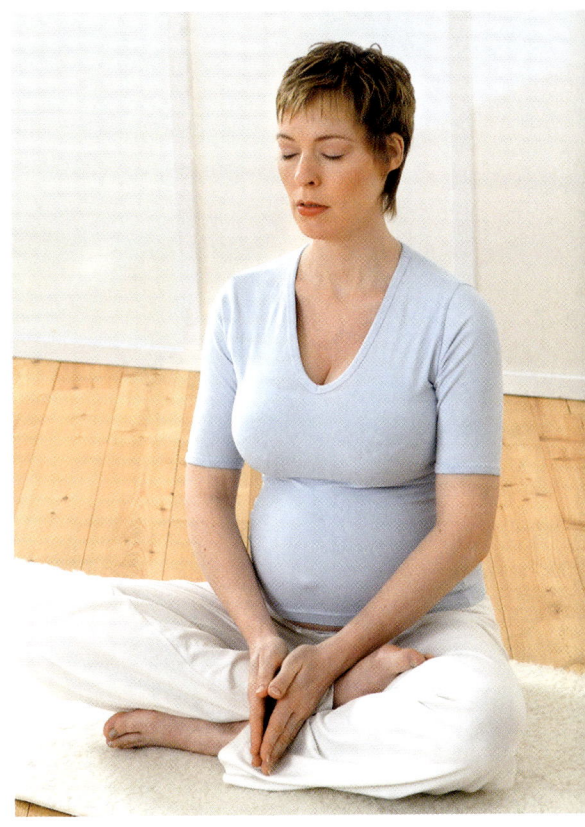

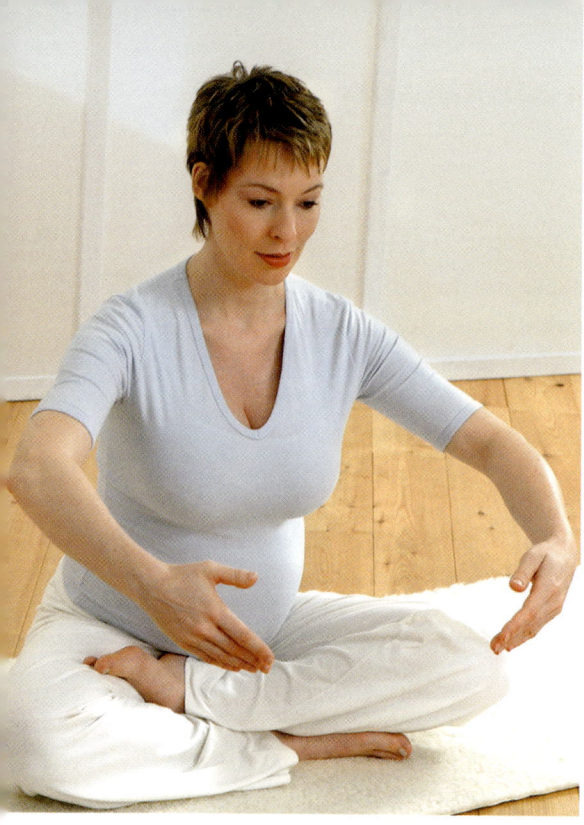

Armen nach vorn, atmen Sie dabei tief ein und schöpfen Sie frischen Atem (Bild links oben).

▶ Beim Ausatmen lassen Sie die Arme wieder in Ihren Schoß gleiten. Stellen sich vor, wie Licht und Liebe Sie umhüllen und mit Freude und Dankbarkeit erfüllen.

Körperlicher Aspekt der Übung: den Muskeltonus herabsetzen, den Körper mit Energie versorgen.
Geistig-seelischer Aspekt der Übung: Ruhe finden, Freude ausstrahlen, beruhigende Dankbarkeit empfinden.

Die Wiesenblume

▶ Setzen Sie sich bequem, zum Beispiel im Schneidersitz, auf den Boden, die Wirbelsäule ist gerade aufgerichtet.

▶ Beginnen Sie nun, vom Becken aus sanft mit dem Oberkörper zu kreisen. Legen Sie dabei Ihre Hände auf die Knie. Die Bewegung startet im Becken und erstreckt sich bis zum Kopf (Bild links unten).

▶ Atmen Sie dabei langsam ein und aus und versuchen Sie, Ihren Atemfluss mit der Bewegung zu koordinieren, bis Sie einen gleichmäßigen Rhythmus gefunden haben.

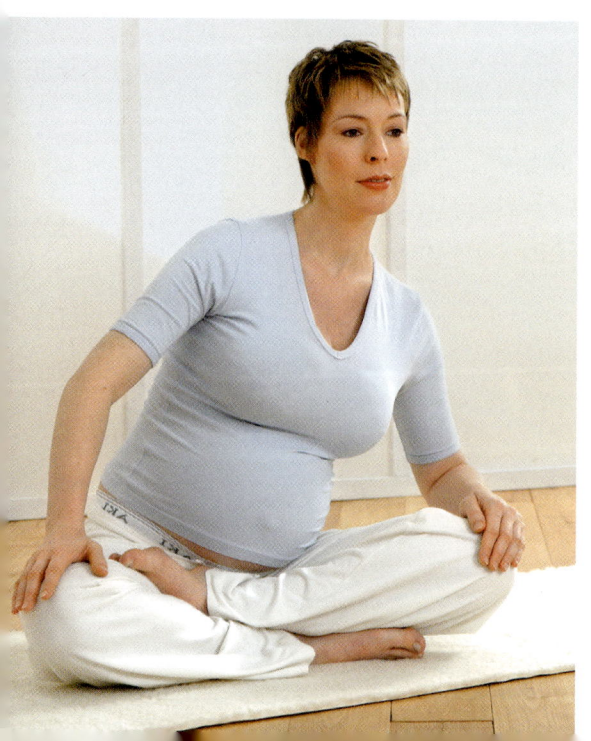

▶ Ändern Sie nach einer Weile die Kreisrichtung.
▶ Stellen Sie sich während der Übung vor, Sie wären eine Wiesenblume, die sich im Frühlingswind wiegt.

Körperlicher Aspekt der Übung: Entspannung der Rückenmuskulatur, Entlastung und Vorbeugung bei Kreuzschmerzen, Herabsetzung des Schmerzempfindens durch Veränderung des Bewusstseinszustands (Trance) aufgrund rhythmisch wiederholter Kreisbewegung.
Geistig-seelischer Aspekt der Übung: gleichzeitig Flexibilität und Verwurzelung erfahren. Eine Wiesenblume ist fest in der Erde verankert und schwingt im Rhythmus mit dem Wind. Niemand kann sie herausreißen oder abknicken. Der Übende ist flexibel und dennoch stark, er hält jeder Lebenssituation stand und kann mit Hilfe seiner Flexibilität das Beste aus dem Leben und seinen Herausforderungen machen.

Stellen Sie sich bei der Übung unten vor, Sie wären ein Grashalm auf einer Wiese. Wenn der Sturm kommt, beugt sich der Grashalm zu Boden. Hört der Sturm auf und scheint die Sonne wieder, dann richtet er sich langsam wieder auf.

Gras im Wind

▶ Setzen Sie sich bequem, eventuell im Schneidersitz, auf den Boden, die Wirbelsäule ist gerade aufgerichtet.
▶ Strecken Sie den linken Arm gerade nach oben. Beugen Sie ausatmend den Oberkörper nach rechts. Der Arm bleibt gestreckt. Halten Sie 2 Sekunden lang ohne einzuatmen diese Position (Bild rechts).
▶ Richten Sie sich einatmend wieder auf. Dabei strecken Sie den anderen Arm auch noch gerade nach oben. Jetzt sitzen Sie aufrecht mit erhobenen Armen. Sie strecken sich symbolisch der Sonne entgegen. Halten Sie wieder ohne zu atmen 2 Sekunden lang diese Position (Bild Seite 72).

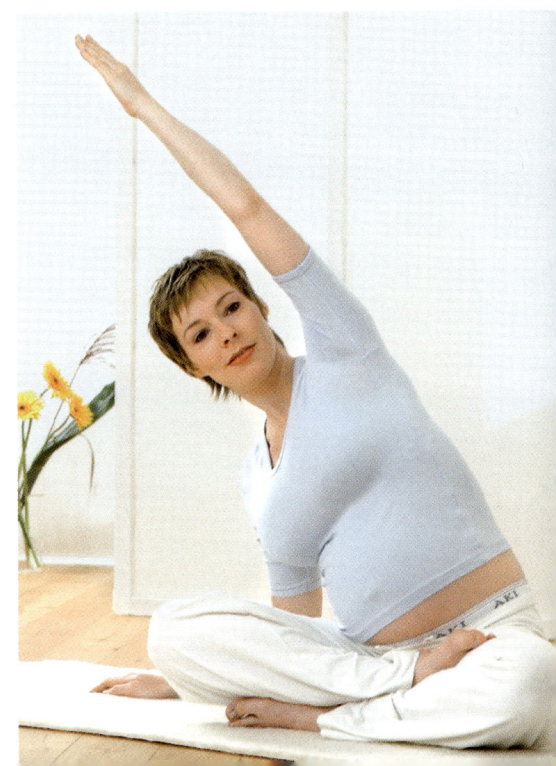

▶ Dann atmen Sie wieder aus. Beugen Sie sich dabei nach links, wobei der rechte Arm oben bleibt und der linke sich senkt.

▶ Wiederholen Sie diese Übung mindestens 10-mal.

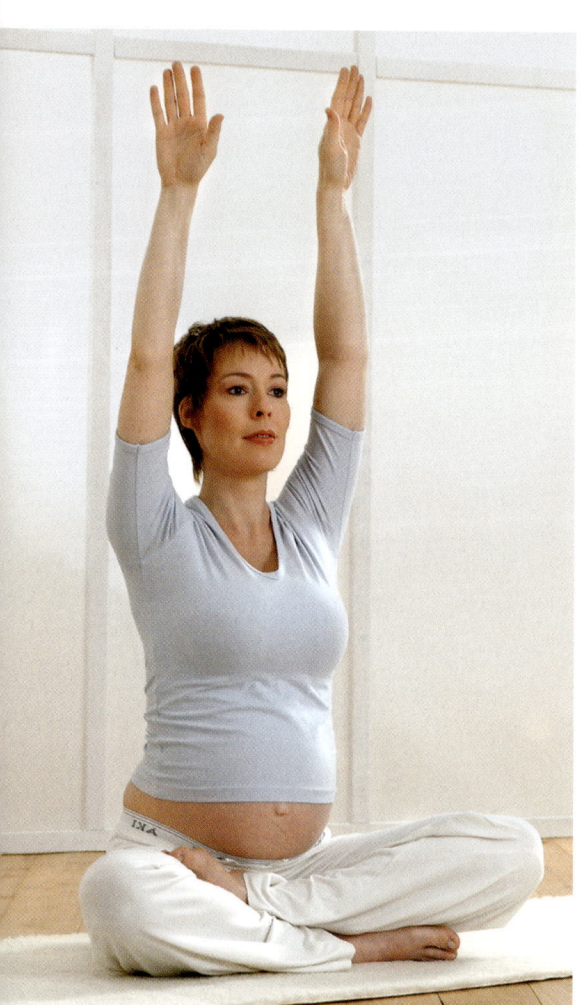

Körperlicher Aspekt der Übung: Dehnung der Rumpfmuskulatur.

Geistig-seelischer Aspekt der Übung: Das Herabbeugen symbolisiert den Sturm des Lebens, die Herausforderungen, die auf die werdende Mutter zukommen. Alles ist im Leben ein Auf und Ab, und jeder erlebt Sonnenseiten und Lebensstürme. Die Gewissheit, dass beides zum Leben dazugehört, wird mit dieser Übung deutlich: »Wir sind alle wie Gras im Wind«.

Die Rutsche

▶ Setzen Sie sich auf den Boden. Spreizen Sie die gestreckten Beine und legen Sie die Handflächen vor sich auf den Boden.

▶ Stellen Sie sich nun vor, wie beide Hände nach vorn rutschen und dabei alles Belastende von Ihnen nehmen. Sie lassen Ihren Alltagsfrust einfach wegrutschen, Sie schieben ihn die Rutschbahn herunter.

▶ Atmen Sie kräftig aus und schieben Sie die Hände – jetzt wirklich – so weit nach vorn, wie Ihr Bauch es noch zu-

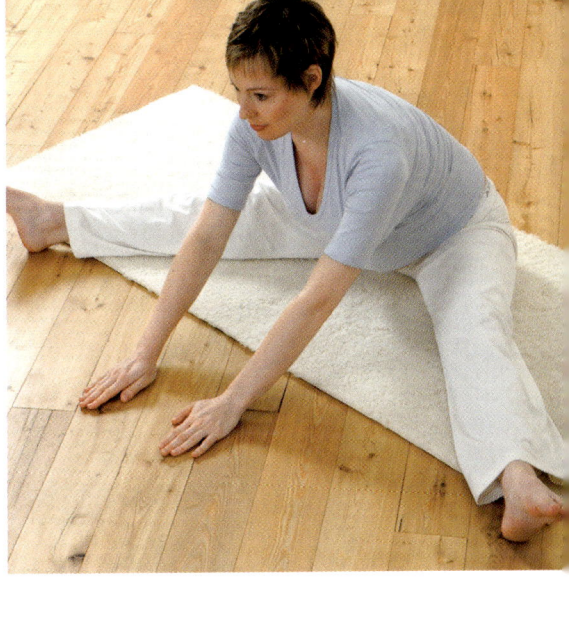

lässt. Selbst wenn Sie nur einige Zentimeter weit kommen, sollten Ihre Beine dabei
gestreckt bleiben. Halten Sie die Position
2 Sekunden lang (Bild rechts oben).

▶ Ziehen Sie die Hände anschließend
ganz langsam wieder zurück und atmen
Sie dabei ein.

▶ Wiederholen Sie diese Übung 3-mal.

Körperlicher Aspekt der Übung:
Dehnung der Rückenmuskulatur.

Geistig-seelischer Aspekt der Übung: bewusstes Loslassen von Ängsten, Anspannungen und Alltagsballast.

Der Schmetterling

▶ Setzen Sie sich aufrecht auf den Boden und legen Sie die Fußsohlen
zusammen. Lassen Sie die Knie ganz locker zur Seite hängen und umfassen Sie Ihre Füße.

▶ Beginnen Sie jetzt ganz sanft und leicht mit den Knien auf und ab
zu wippen, als wenn ein Schmetterling mit den Flügeln schlägt (Bild
rechts unten).

▶ Führen Sie diese Übung mindestens
1 Minute lang aus und lassen Sie Ihren
Atem dabei langsam und rhythmisch
zum Beckenboden hin fließen.

Körperlicher Aspekt der Übung: sanftes
Dehnen der Beckenbodenmuskulatur.

Geistig-seelischer Aspekt der Übung: Der
Schmetterling symbolisiert die Leichtigkeit im Leben, aber auch Lebensfreude

*Die Übung »Der
Schmetterling«
vermittelt Leichtig-
keit und Lebens-
freude. »Flattern«
Sie unbeschwert
von Blüte zu Blüte!*

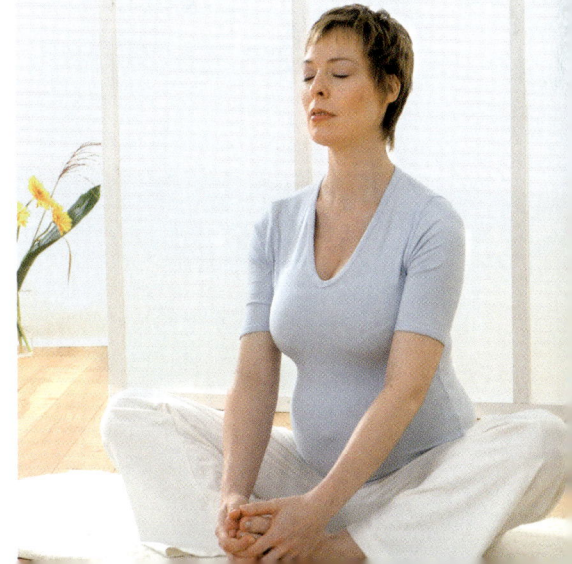

und Unbeschwertheit. Lassen Sie sich ganz in diesem Gefühl treiben. Auch wenn Sie äußerlich durch den Bauch und das Wachsen Ihres Kindes immer schwerer werden, so ist Ihre Seele frei, leicht und beschwingt.

Der Drehsitz

Die Übung »Der Drehsitz« hilft Ihnen, einen anderen Blick auf die Alltagsdinge zu bekommen, und sich so von dem einen oder anderen Ballast zu befreien.

▶ Setzen Sie sich mit gestreckten Beinen auf den Boden. Stützen Sie sich mit den Händen hinter dem Rücken auf. Die Beine liegen nebeneinander.

▶ Atmen Sie ein. Heben Sie dabei das rechte Bein leicht an. Legen Sie es beim Ausatmen über das andere Bein.

▶ Bringen Sie den rechten Arm nach vorn auf den Oberschenkel, atmen Sie ein und führen Sie den Arm im Halbkreis wieder nach hinten. Beim Ausatmen stellen Sie die Hand wieder auf den Boden.

▶ Nehmen Sie nun die linke Hand nach vorn und legen Sie sie auf das obere Knie. Drehen Sie sich beim Ausatmen mit geradem Oberkörper nach rechts und schauen Sie über die rechte Schulter (Bild unten).

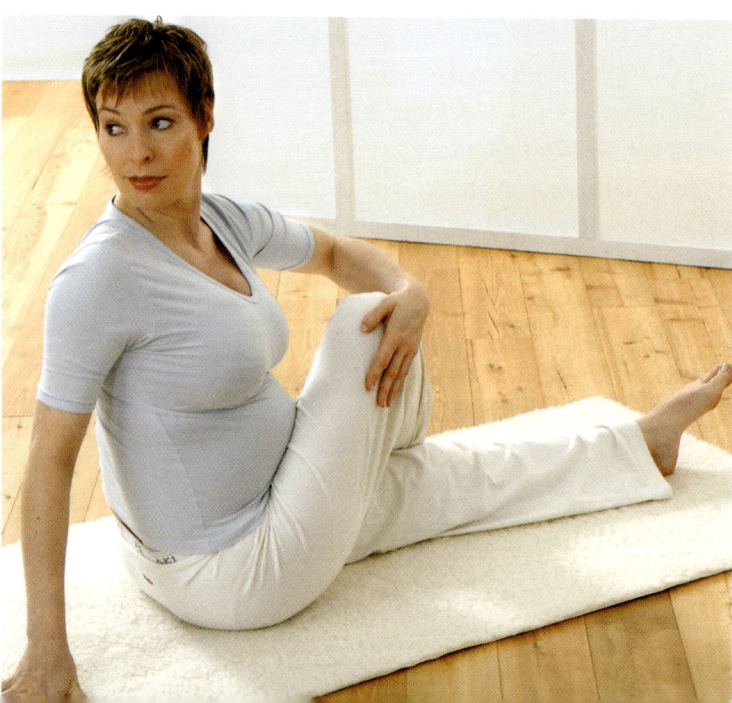

▶ Halten Sie die Position für mindestens 30 Sekunden und lösen Sie sie dann auf.

▶ Wiederholen Sie die Übung zur anderen Seite (linkes Bein oben, rechte Hand vorn, Oberkörper nach links drehen) und spüren Sie die Unterschiede von Seite zu Seite.

Körperlicher Aspekt der Übung: Diese Übung hilft Ihnen, Rückenverspannungen zu lösen und Schlacken und Stoffwechselabfallprodukte besser abzubauen. Das können Sie mit einem wassergetränkten Handtuch vergleichen. Wenn Sie es auswringen, fließt das Wasser ab. Die Drehungen (Rotationen) der Hals- und Lendenwirbelsäule lösen diesen Effekt aus.

Geistig-seelischer Aspekt der Übung: Diese Übung veranlasst Sie, einen anderen Blickwinkel in Ihrem Leben einzunehmen. Durch die Drehung des Oberkörpers sehen Sie zurück und entdecken Dinge, die Sie vorher nicht wahrgenommen haben. Diese Übung ist immer dann besonders wirkungsvoll, wenn Sie sich »wie im Hamsterrad« fühlen und nicht mehr aus Ihrem Alltagsballast hinaussehen können.

Der Ritt auf dem Kamel

▶ Setzen Sie sich in den Fersensitz auf die Unterschenkel. Ihre Hände liegen entspannt auf den Oberschenkeln.

▶ Stellen Sie sich vor, Sie werden vom Scheitel aus an einem Faden ganz aufrecht gehalten. Ein zweiter Faden ist an Ihrer Brust befestigt.

▶ Atmen Sie nun ein und stellen Sie sich vor, wie der Faden an Ihrer Brust Ihren Brustkorb nach vorn zieht, während Schultern und Becken in einer Ebene bleiben (Bild links).

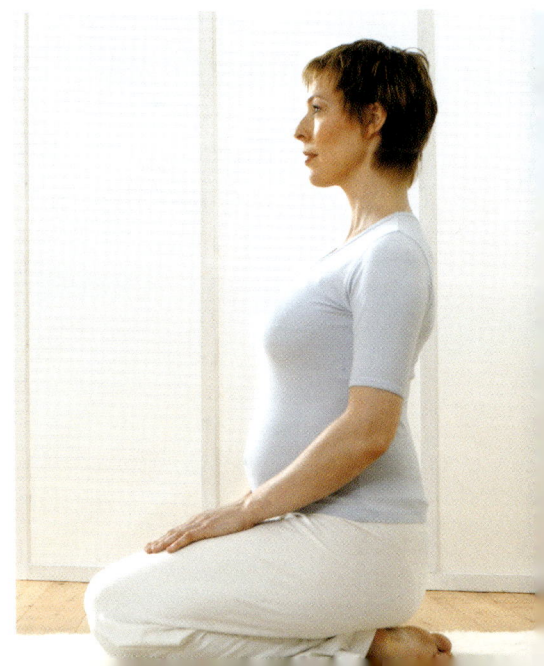

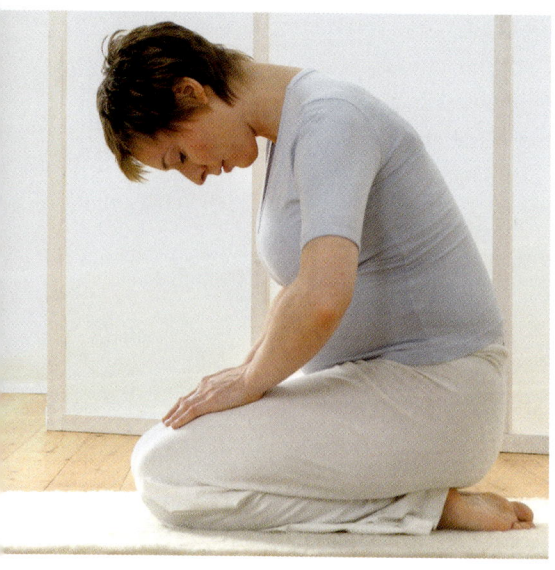

▶ Beim Ausatmen machen Sie den Rücken rund – die Fäden werden wieder »locker gelassen« (Bild links oben).

▶ Führen Sie diese Übung mehrmals hintereinander aus, so dass allmählich eine gleichmäßig fließende Bewegung entsteht.

Körperlicher Aspekt der Übung: Vorbeugung und Linderung von Kreuzschmerzen, sanfte Massage der Bauchorgane, Förderung der Verdauung.

Geistig-seelischer Aspekt der Übung: Innere und äußere Beweglichkeit werden miteinander verbunden und Sie lernen, das Leben anzunehmen, wie es ist.

Das Sofa

▶ Setzen Sie sich im Schneidersitz bequem auf den Boden.

▶ Umfassen Sie nun Ihre Knie mit den Händen.

▶ Stellen Sie sich vor, Sie lehnen sich in ein weiches Kissen Ihres Sofas.

▶ Runden Sie ganz langsam den Rücken und schieben Sie Ihr Becken dabei minimal nach vorn. Stellen Sie sich vor, Sie drücken Ihren Rücken in das Kissen. Dabei atmen Sie aus (Bild links unten).

▶ Beim Einatmen richten Sie die Wirbelsäule wieder auf. Ziehen Sie sich an den Knien nach oben.

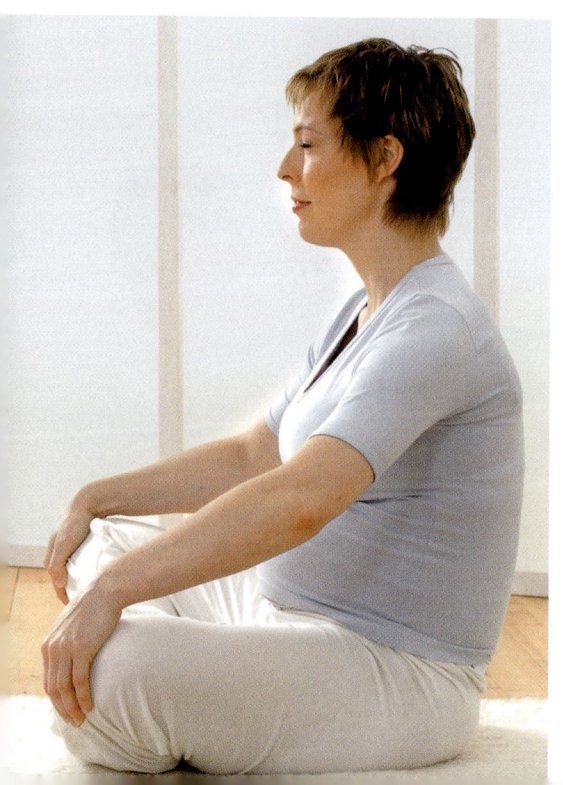

▶ Dann gleiten Sie wieder in die »Sofastellung« – eine fließende Bewegung entsteht. Führen Sie die Übung bitte sanft und sehr langsam aus.

Körperlicher Aspekt der Übung: Linderung von Rückenbeschwerden, Förderung der Beweglichkeit von Wirbelsäule und Becken.
Geistig-seelischer Aspekt der Übung: das Auf und Ab des Lebens annehmen und in den Lebensfluss integrieren, Erleichterung und Stütze finden, Anlehnung erfahren.

Schultern und Nacken lockern

▶ Setzen Sie sich aufrecht im Schneidersitz auf den Boden.
▶ Legen Sie die linke Hand auf die rechte Schulter. Atmen Sie nun kräftig aus und drücken Sie die Schulter mit der Hand nach unten (Bild unten links). Beim Einatmen heben Sie die Schulter wieder an.
▶ Wiederholen Sie diese Folge fließend im Rhythmus Ihres Atems. Dann wechseln Sie die Seite.
▶ Verschränken Sie danach beide Hände hinter dem Kopf. Atmen Sie aus und beugen Sie den Kopf langsam und vorsichtig Richtung Brustbein (Bild unten rechts). Die Hände bleiben dabei ganz locker am

Je größer Ihr Bauch wird, desto eher kommt es aufgrund der veränderten Statik zu Verspannungen im Schulter-Nacken-Bereich.

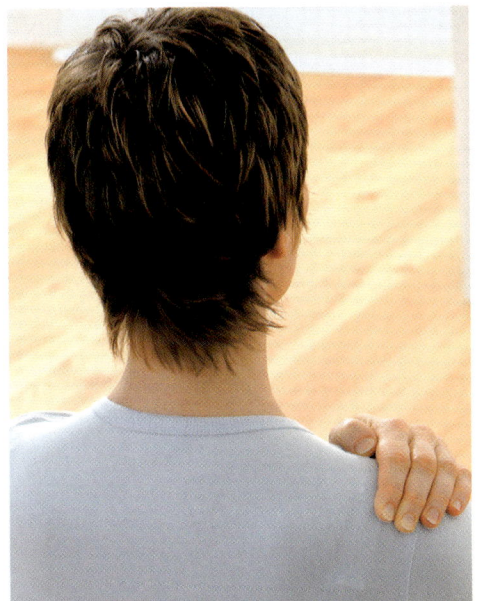 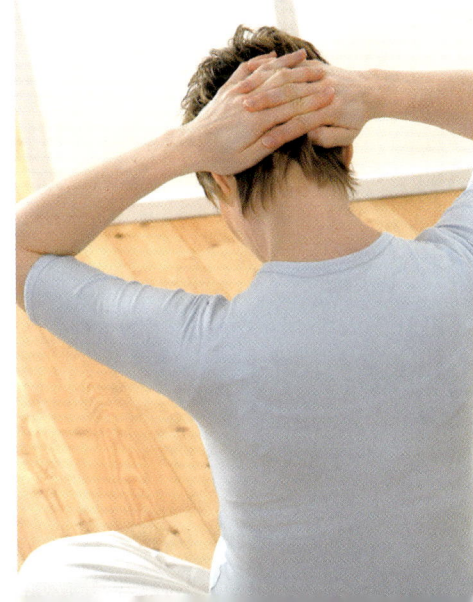

Hinterkopf liegen. Arme und Kopf hängen ebenfalls ganz locker herab. Die Nackenmuskulatur wird dabei gedehnt.

▶ Verharren Sie mindestens 30 Sekunden lang in dieser Position. Atmen Sie dann ein und rollen Sie den Kopf wieder ganz langsam Wirbel für Wirbel nach oben.

▶ Wiederholen Sie die Übung 1-mal.

Körperlicher Aspekt der Übung: Lösung von Verspannung im Schulter-Nacken-Bereich, Entkrampfung der Muskulatur.

Geistig-seelischer Aspekt der Übung: Loslassen und Abgeben, der Alltagsballast wird Ihnen von den Schultern genommen.

Der sitzende Fisch

▶ Setzen Sie sich aufrecht im Schneidersitz auf den Boden. Legen Sie beide Arme auf den Rücken. Ihre Hände umfassen sich.

▶ Ziehen Sie die Arme lang nach hinten und atmen Sie ein. Dabei legen Sie den Kopf in den Nacken und öffnen den Mund, um eine Überdehnung zu vermeiden (Bild unten).

▶ Beim Ausatmen beugen Sie sich wieder nach vorn – Sie sinken in sich zusammen.

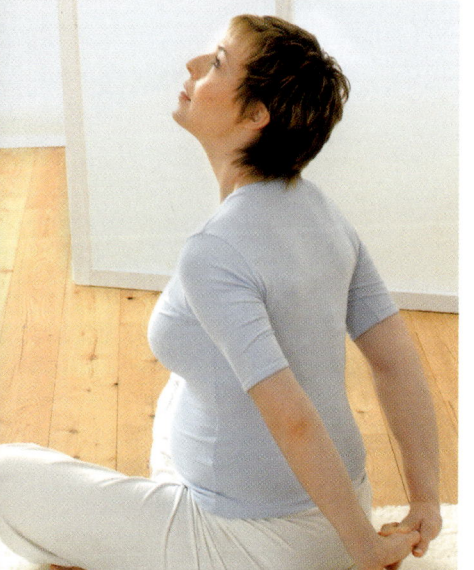

▶ Danach ziehen Sie sich erneut mit den am Rücken verschränkten Armen nach oben. Anschließend folgt noch einmal die Ausgleichsbewegung.

Körperlicher Aspekt der Übung: Öffnung des Brustraums, Verbesserung der Atmung und der gesamten Lungenkapazität, Vorbeugung gegen Verspannungen im Halswirbelbereich.

Geistig-seelischer Aspekt der Übung: Offenheit erleben und bereit sein, die Anforderungen des Lebens anzunehmen.

Der elastische Beckenboden

Beckenboden und Schulterpartie sind reflektorisch miteinander verbunden. Wer einen schwachen, instabilen und unelastischen Beckenboden besitzt, der kompensiert dies, indem er die Schultern unbewusst hochzieht und die Muskulatur der Halswirbelsäule verspannt. Auf diese Weise versucht man, sich den fehlenden Halt im Beckenboden rund um die Schulterpartie zu schaffen. Die Übung zielt darauf ab, über die Schultern den Beckenboden wahrzunehmen und elastisch werden zu lassen.

▶ Setzen Sie sich aufrecht hin.

▶ Legen Sie die linke Hand auf die rechte Schulter.

▶ Massieren Sie die Schulter in kreisenden Bewegungen mit den Fingerspitzen (Bild rechts).

▶ Wechseln Sie dann die Seite: Massieren Sie mit der rechten Hand die linke Schulter.

Körperlicher Aspekt der Übung: Förderung der Elastizität des Beckenbodens. Geistig-seelischer Aspekt der Übung: sich Halt geben im Bereich des Fundaments, den Beckenboden als Fundament wahrnehmen und dort Stärke empfinden.

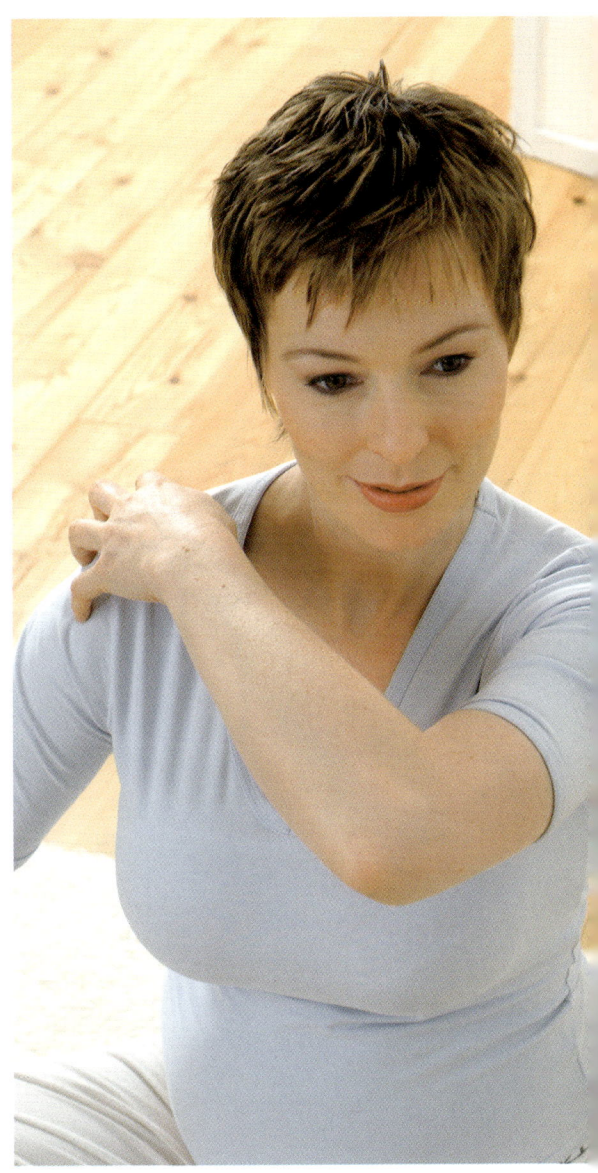

Die Katze und die Hyäne

▶ Gehen Sie in den Vierfüßlerstand.

▶ Beim Einatmen drücken Sie den mittleren Teil der Wirbelsäule nach oben zu einem Katzenbuckel (Bild links oben).

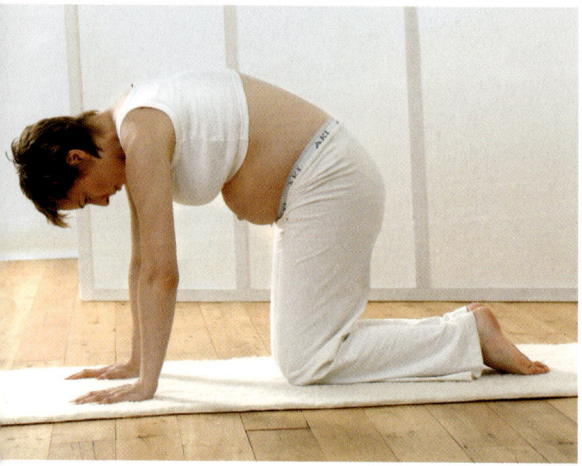

▶ Beim Ausatmen lassen Sie den Bauch nach unten gleiten, legen den Kopf in den Nacken und strecken das Gesäß heraus (Bild links unten).

▶ Führen Sie die Übung, also den Wechsel zwischen Buckel und Hohlkreuz, mehrmals hintereinander fließend aus.

▶ Die Hyäne ist die Variante zur Katze. Verlagern Sie dazu die Stelle, von der die Bewegung ausgeht. Starten Sie den Bewegungsfluss vom Becken aus. Schieben Sie das Becken vor und zurück, danach von rechts nach links, der Rücken folgt der Bewegung. Versuchen Sie, die Übung mit Ihrer Atmung zu koordinieren. Zum Schluss kreisen Sie das Becken ganz langsam in beiden Richtungen.

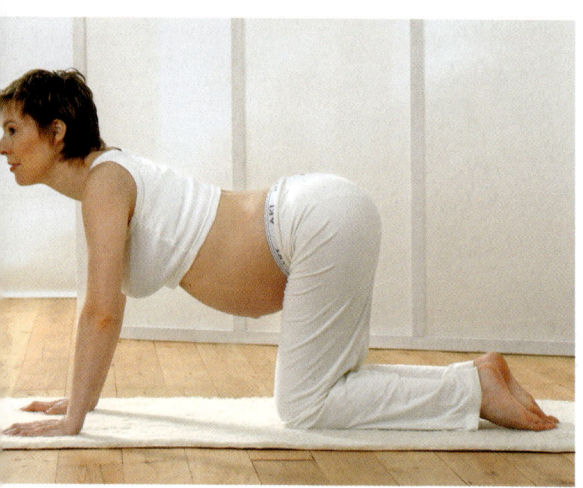

Körperlicher Aspekt der Übungen: Rückenschmerzen lindern, Massage der Bauchorgane, Verbesserung der Beweglichkeit des Beckens, Durchblutung des Beckenbodens.

Geistig-seelischer Aspekt der Übungen: Ausgleich und Harmonie.

Das fauchende Tigerbaby

▶ Ausgangsposition dieser Übung ist wieder der Vierfüßlerstand.

▶ Holen Sie tief Luft, strecken Sie die Zunge raus und fauchen Sie ganz laut (Bild rechts oben).

▶ Atmen Sie 1 Minute ganz normal und wiederholen Sie die Übung noch 2-mal.

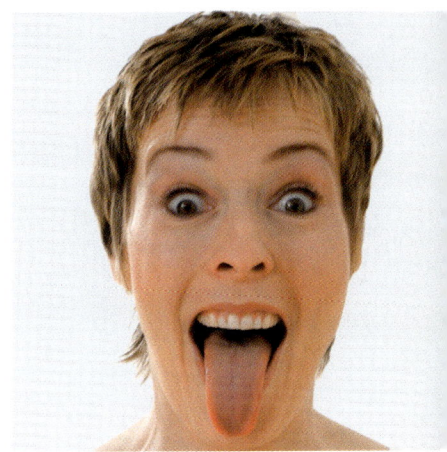

Körperlicher Aspekt der Übung: Entspannung der Gesichtsmuskulatur.

Geistig-seelischer Aspekt der Übung: Abbau von Aggressionen.

Der Frosch

▶ Begeben Sie sich wieder in den Vierfüßlerstand. Die Beine sind dabei gut schulterbreit auseinander.

▶ Schieben Sie das Gesäß Richtung Fersen, winkeln Sie die Arme an und beugen Sie dabei den Oberkörper so weit nach vorn und unten, bis Ihre Stirn auf den Händen liegt (Bild rechts unten).

▶ Spüren Sie in die Dehnung des Beckenbodens hinein.

▶ Nach mindestens 1 Minute lösen Sie die Haltung auf.

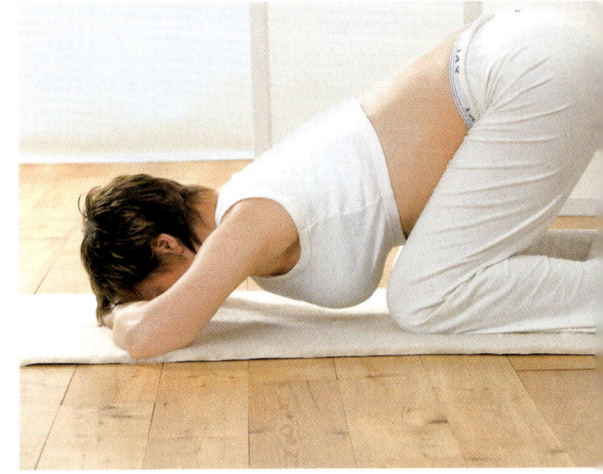

Körperlicher Aspekt der Übung: Dehnung der Beckenbodenmuskulatur und des Rückens.

Geistig-seelischer Aspekt der Übung: Erholung, Ruhe und Ausgeglichenheit – auch zur Vorbereitung auf die Geburt.

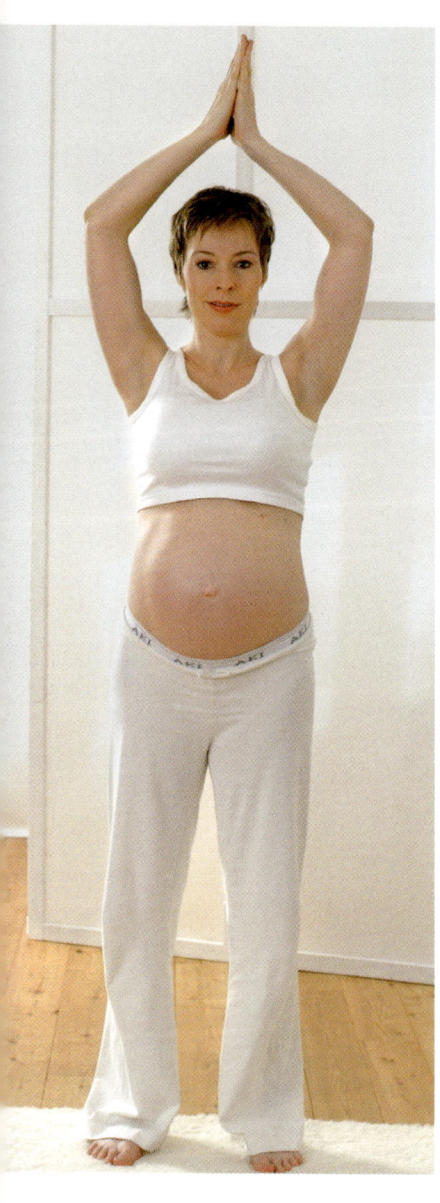

Der Baum

▶ Stellen Sie sich aufrecht und sicher hin. Die Beine sind etwa hüftbreit auseinander.

▶ Nehmen Sie nun die Arme waagerecht zur Seite, atmen Sie aus und führen Sie die Handflächen nach vorne aufeinander zu, bis sich die Hände berühren.

▶ Beim Einatmen schieben Sie die Arme als geschlossenen Kreis nach oben. Die Hände bleiben in Berührung. Die »Baumkrone« ist geschlossen (Bild links).

▶ Bleiben Sie mit beiden Beinen fest auf dem Boden stehen. Im Gegensatz zum klassischen Yoga benötigen wir beide Beine fest verankert in der Erde. Stellen Sie sich vor, aus Ihren Fußsohlen wachsen Wurzeln nach unten ins Erdreich. Spüren Sie in Ihren Körper hinein. Sie stehen aufrecht und sicher. Sie sind voller Selbstvertrauen und stark wie ein Baum.

▶ Bleiben Sie in dieser Position, so lange es Ihnen angenehm ist. Lassen Sie den Atem dabei ruhig und gleichmäßig fließen.

Körperlicher Aspekt der Übung: Standfestigkeit und ungehinderter Atemfluss.

Geistig-seelischer Aspekt der Übung: Selbstvertrauen stärken, Einheit spüren, mit sich selbst verbunden sein.

Die Sonne

▶ Stellen Sie sich mit weit gespreizten Beinen auf den Boden.

▶ Strecken Sie beide Arme gerade und ebenfalls gespreizt nach oben. Arme und Beine sind die Strahlen

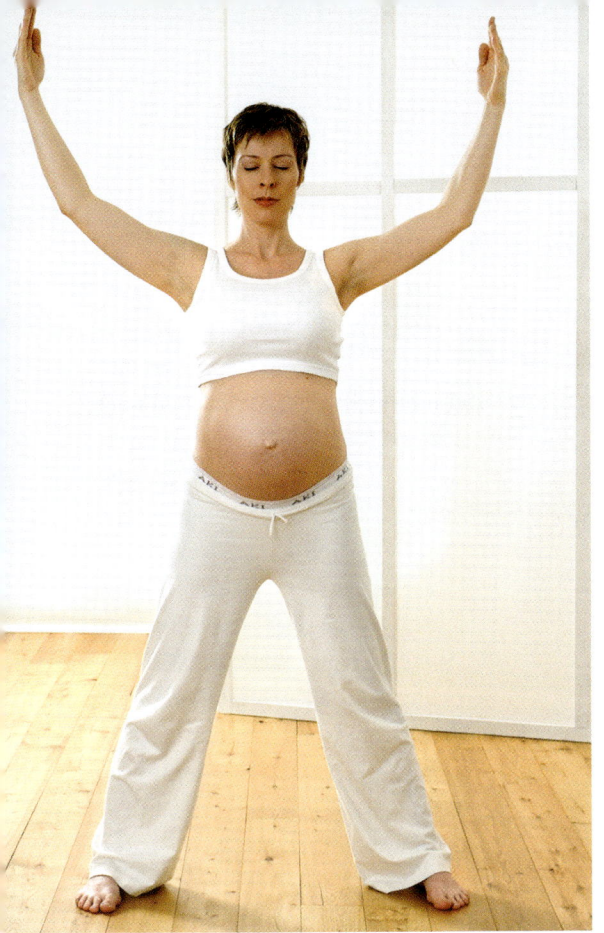
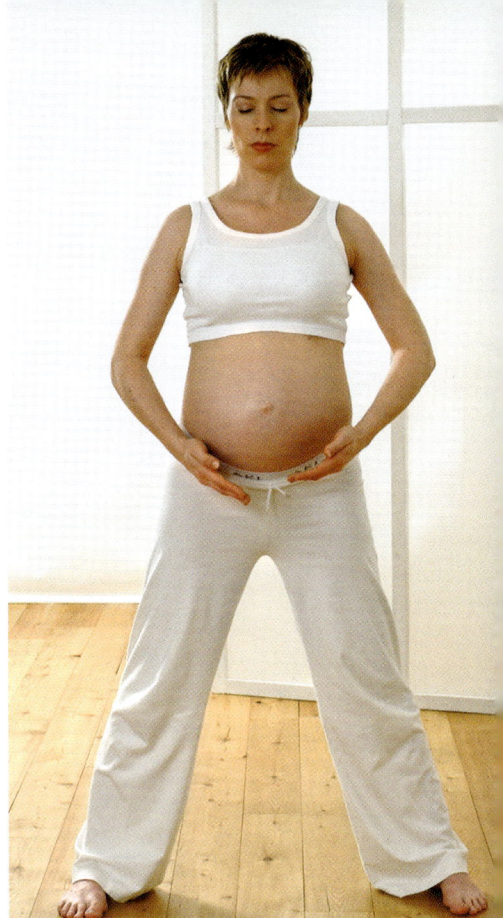

der Sonne. Die Handflächen zeigen zueinander. Erfühlen Sie den Energieraum zwischen Ihren Handflächen (Bild oben links).

▶ Diese »Sonne« zwischen Ihren Händen ziehen Sie nun während der Ausatmung zu sich herab bis vor den Bauch (Bild oben rechts).

▶ Beim nächsten Einatmen führen Sie die Arme wieder nach oben.

▶ Wiederholen Sie diese Übung insgesamt 3-mal.

Körperlicher Aspekt der Übung: Dehnung und Öffnung der Muskulatur, Förderung der Standfestigkeit.

Geistig-seelischer Aspekt der Übung: Selbstsicherheit verbessern, Energieaufnahme, innere und äußere Stärke ins Gleichgewicht bringen.

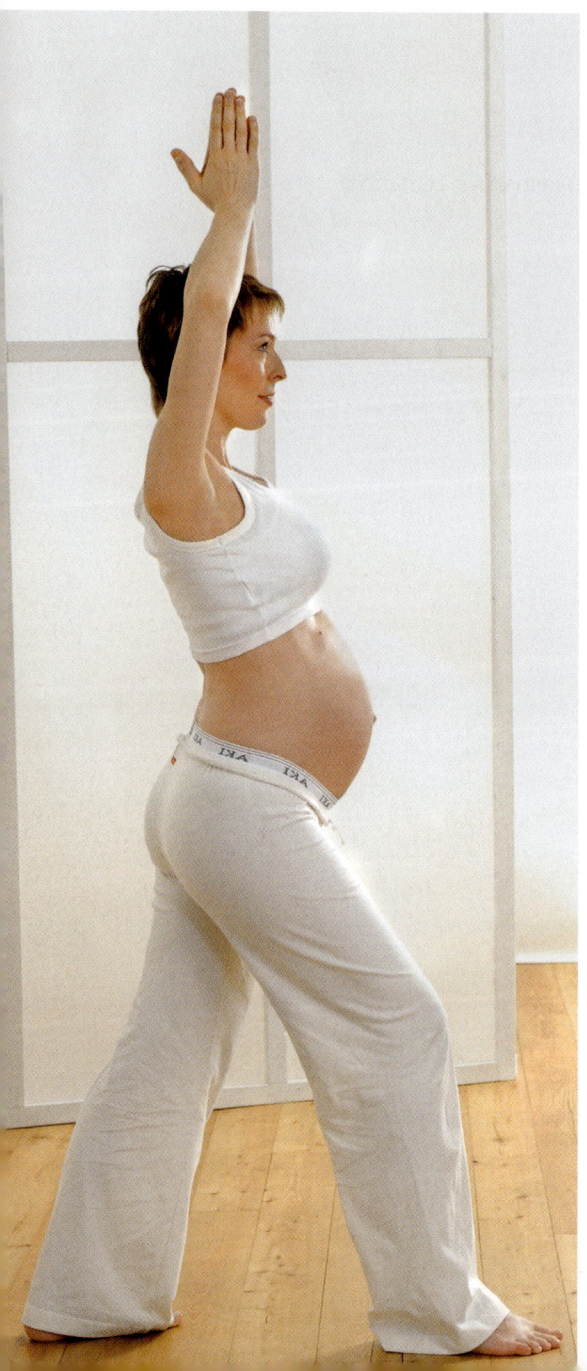

Die Kriegerin

▶ Stellen Sie sich mit gerade aufgerichteter Wirbelsäule hin.

▶ Begeben Sie sich in die Schrittposition, das heißt, Sie stellen ein Bein vor das andere, als ob Sie einen großen Schritt nach vorn machen wollten. Beugen Sie dabei ganz leicht das Knie des vorderen Beines.

▶ Heben Sie nun die Arme ganz leicht gebeugt über den Kopf und legen Sie die Handflächen zusammen. Stellen Sie sich vor, wie Sie von nun an Schritt für Schritt Ihr Leben bewältigen (Bild links).

▶ Bleiben Sie, so lange es angenehm ist, in dieser Position.

▶ Wiederholen Sie die Übung danach mit dem anderen Fuß nach vorn.

Körperlicher Aspekt der Übung: Öffnung bzw. Weitung des vorderen und hinteren Brustraums.
Geistig-seelischer Aspekt der Übung: Zuversicht, Mut und Tatkraft erlangen. Sie haben den Mut, den ersten Schritt zu tun. Schritt für Schritt gehen Sie in Ihrem eigenen Tempo durchs Leben. Niemand kann Sie bremsen, niemand kann Sie hetzen. Sie bestimmen selbst, in welchem Tempo Sie Ihre Schritte setzen.

Die Hocke

▶ Gehen Sie mit geradem Rücken in die Hocke. Wenn Sie nicht mit den Fersen auf den Boden kommen, dann legen Sie eine gefaltete Decke unter die Fersen.

▶ Legen Sie die Handflächen in Herzhöhe aneinander. Halten Sie diese Stellung mindestens 1 Minute lang. Atmen Sie tief zu Ihrem Kind und in den Beckenboden hinein

»Die Hocke« sollte im letzten Schwangerschaftsdrittel geübt werden.

Körperlicher Aspekt der Übung: Dehnung und Durchblutung des Beckenbodens.

Geistig-seelischer Aspekt der Übung: die Geburtswege und besonders den Beckenboden wahrnehmen und mit Selbstliebe und Energie aufladen.

Die Rückenschaukel

▶ Legen Sie sich einigermaßen bequem auf den Rücken.

▶ Winkeln Sie die Beine an und umfassen Sie die Kniekehlen mit den Händen. Schaukeln Sie ganz sanft auf dem unteren Rücken hin und her. Stellen Sie sich vor, wie Ihr Kreuzbein mit dem Boden verschmilzt (Bild unten).

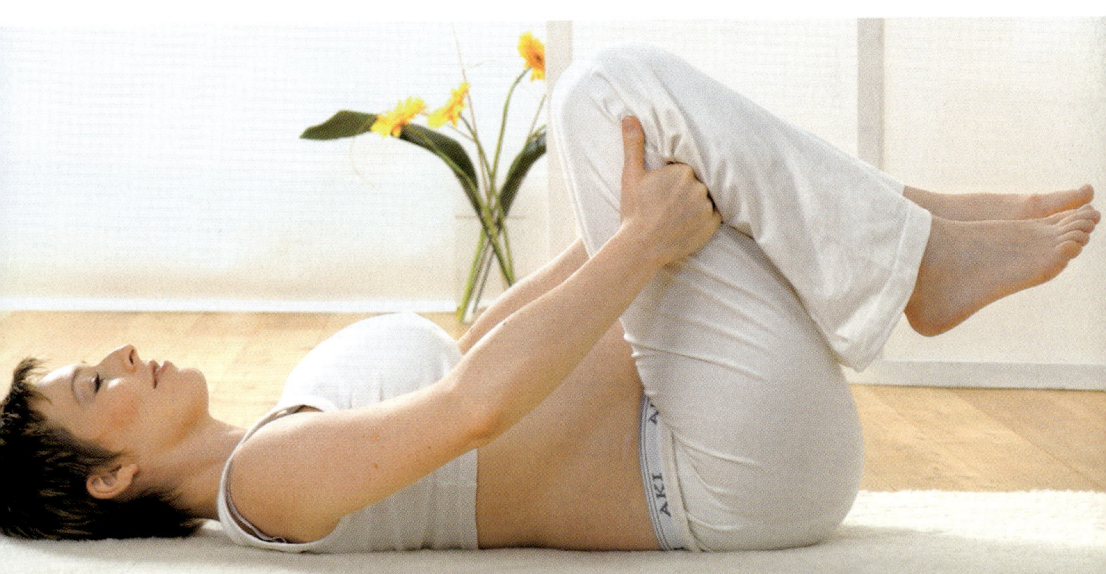

Körperlicher Aspekt der Übung: Lösung von Schmerzen im unteren Rückenbereich, Lösung von Blähungen.
Geistig-seelischer Aspekt: sich selbst verwöhnen und den Alltag loslassen. Stellen Sie sich vor, Sie dürfen selbst noch einmal ein Baby sein, das gewiegt wird.

Die Beckenschaukel

▶ Legen Sie sich so bequem es geht auf den Rücken.

▶ Winkeln Sie die Beine an, die Füße stehen parallel nebeneinander.

▶ Stellen Sie sich nun eine Uhr auf Ihrem Kreuzbein vor. Kippen Sie Ihr Becken ganz langsam vor und zurück, rollen Sie es richtiggehend über das Kreuz, als ob Sie die Ziffern 6 und 12 Ihrer imaginären Uhr antippen wollten (Bild unten).

▶ Nach 1 Minute rollen Sie Ihr Becken von rechts nach links, also von 9 nach 3 Uhr.

▶ Dann verbinden Sie die Ziffern, das heißt Sie kreisen von 1 bis 12 Uhr; erst im Uhrzeigersinn, dann gegen den Uhrzeigersinn.

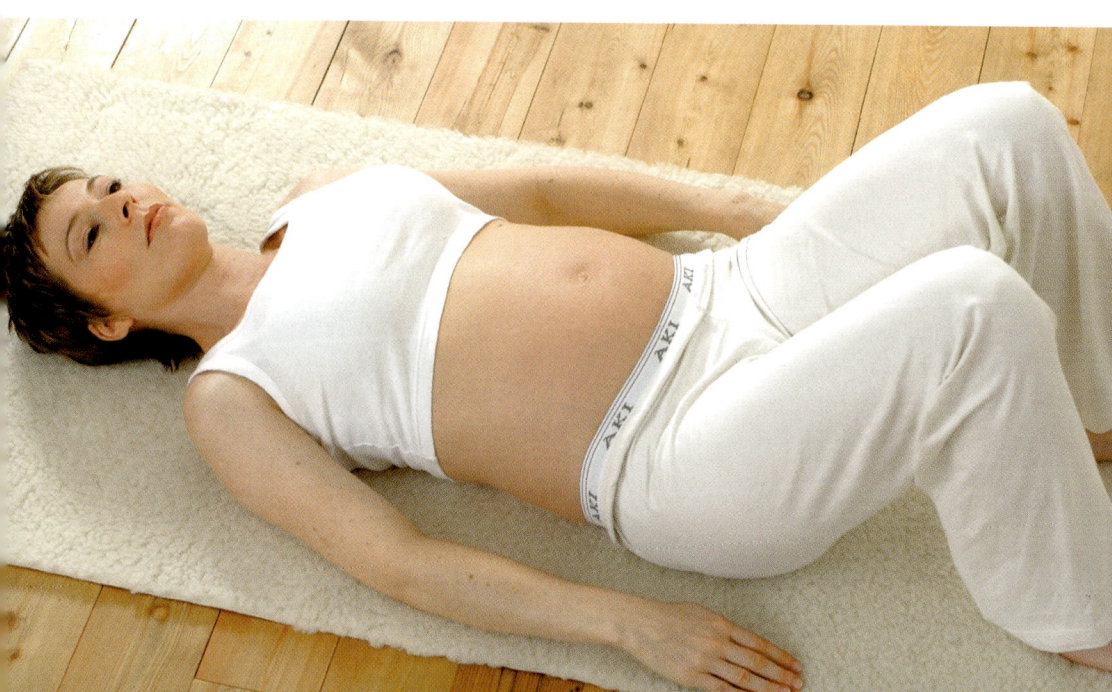

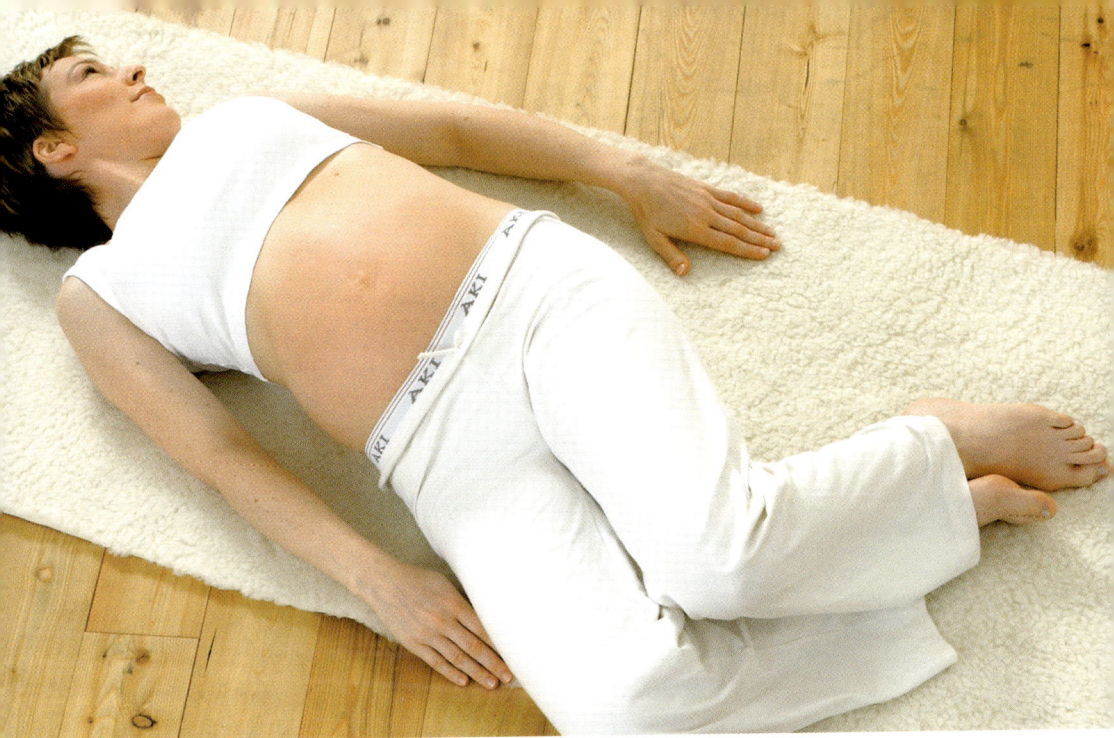

Körperlicher Aspekt der Übung: Lösung von Schmerzen, Verbesserung der Beweglichkeit des Beckens, Wahrnehmung und Durchblutung des Beckenbodens.

Geistig-seelischer Bereich der Übung: Aktivierung der weiblichen Urkräfte.

Das Krokodil

▶ Legen Sie sich bequem auf den Rücken.

▶ Winkeln Sie die Beine an, die Füße stehen parallel nebeneinander. Ihre Arme ruhen seitlich neben dem Körper, die Handflächen sind zum Boden gewandt.

▶ Atmen Sie aus und legen Sie Ihre angewinkelten Beine nach rechts auf dem Boden ab. Drehen Sie den Kopf nach links. Atmen Sie in den Bauch zum Baby hin (Bild oben).

▶ Halten Sie diese Position mindestens 2 Minuten lang und kommen Sie dann zur Mitte zurück.

▶ Legen Sie nun die Beine nach links ab. Den Kopf drehen Sie nach rechts.

▶ Halten Sie diese Position wieder mindestens 2 Minuten lang. Spüren Sie auch den Unterschied der beiden Seiten. Kommen Sie abschließend zur Mitte zurück.

Körperlicher Aspekt der Übung: Abtransport von Stoffwechselabbauprodukten und Schlacken, Lösung von Muskelverspannungen, Linderung von Rückenbeschwerden.

Geistig-seelischer Aspekt der Übung: totales Loslassen und Auflösen von inneren Verspannungen und Erstarrungen.

Die Schere

▶ Legen Sie sich auf den Boden und drehen Sie sich auf die rechte Körperseite. Die gestreckten Beine liegen übereinander.

Die Übung «Die Schere» lindert Rückenbeschwerden und hilft auch bei Beschwerden mit dem Ischiasnerv.

▶ Heben Sie jetzt das obere Bein etwas an und legen Sie es über das andere Bein angewinkelt auf den Boden.

▶ Umarmen Sie sich dann mit Ihren Armen und drehen Sie den Kopf nach links, so dass Sie über die Schulter nach hinten schauen können (Bild Seite 89 oben).

▶ Halten Sie die Position mindestens für 1 Minute. Lösen Sie die Haltung dann auf.

▶ Drehen Sie sich jetzt auf die linke Körperseite und führen Sie die Übung gegengleich aus.

Körperlicher Aspekt der Übung: Linderung von Beschwerden des Ischiasnervs, Abtransport von Schlacken und Stoffwechselabbauprodukten, Linderung von Rückenbeschwerden.

Geistig-seelischer Aspekt der Übung: Die Schere hilft Ihnen dabei, Altes loszulassen. Mit einem sauberen »Scherenschnitt« kann es in Harmonie abgetrennt werden und löst sich anschließend auf.

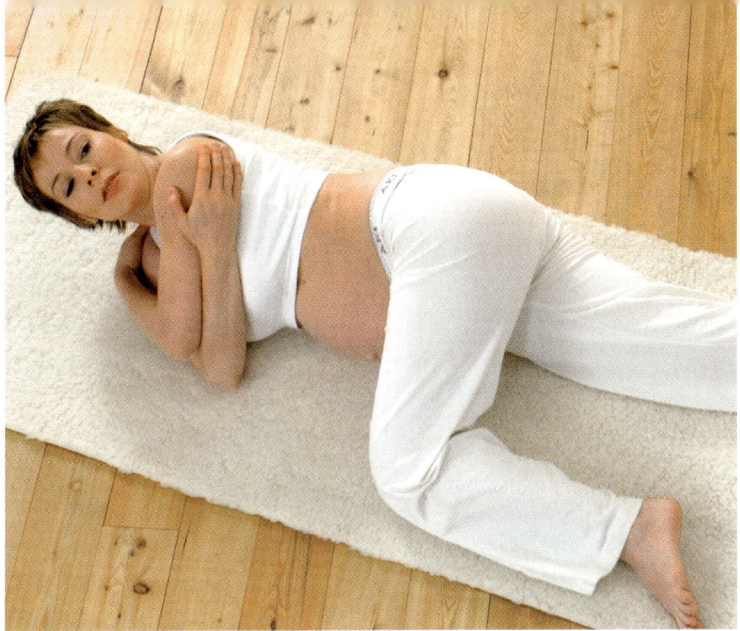

Der Wimpel

▶ Legen Sie sich hin und drehen Sie sich auf die rechte Körperseite.

▶ Beide Beine liegen gestreckt und übereinander am Boden.

▶ Heben Sie nun das obere Bein ein wenig an und »winken« Sie mit dem Fuß, das heißt, strecken und beugen Sie den Fuß einige Male (Bild unten).

▶ Legen Sie das Bein wieder ab.

▶ Drehen Sie sich jetzt auf die linke Seite und »winken« Sie dieses Mal mit dem anderen Fuß.

Körperlicher Aspekt der Übung: Vorbeugung von Krampfadern, Venenaktivierung.

Geistig-seelischer Aspekt der Übung: Energie und Stärke spüren und beides selbst erzeugen.

Mit der Übung »Der Wimpel« beugen Sie Krampfadern vor und gewinnen Energie und Stärke.

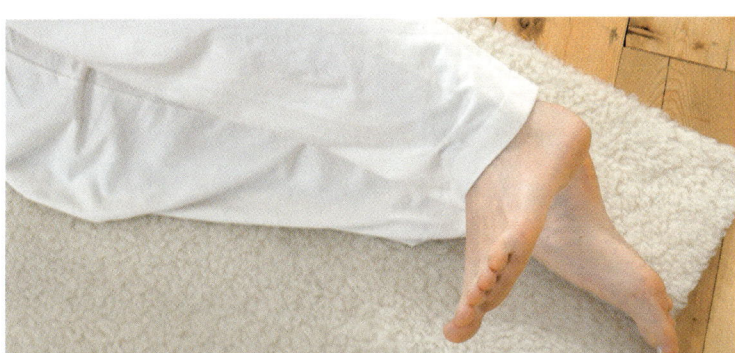

Besondere Energieübungen

Die Energieübungen schenken Ihnen ganz schnell neue Kräfte und sensibilisieren Ihre Körperwahrnehmung. Vor allem aber unterstützen sie das aktive Los- und Geschehenlassen. Die Kräfte frei fließen zu lassen und sich der Schwangerschaft, der Entbindung und der Kindererziehung hinzugeben schafft Selbstvertrauen und Ruhe.

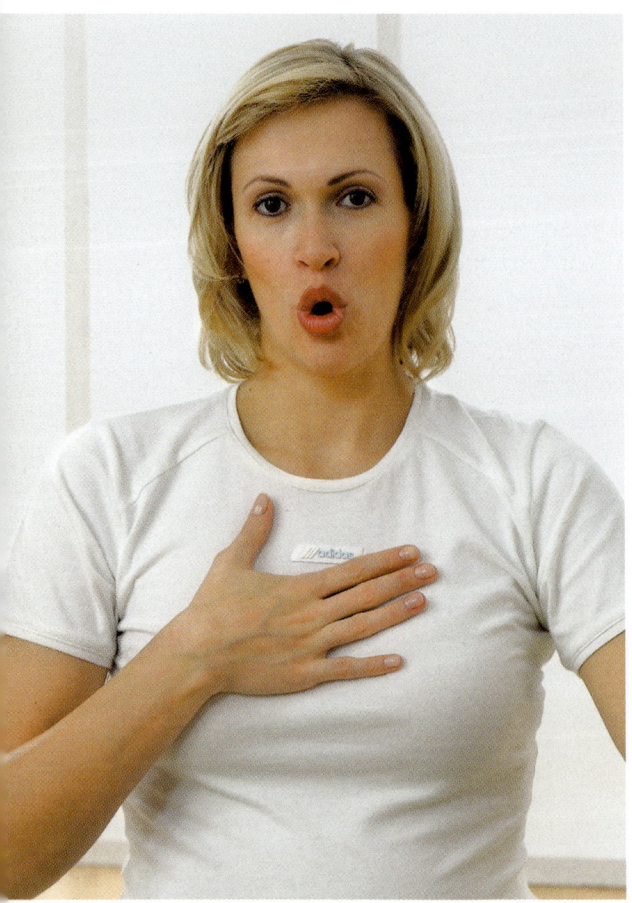

Das Vokalsingen

Diese Übung ermöglicht die Lösung von Ängsten und Blockaden. Das Loslassen, das Sie während der Geburt benötigen, wird jetzt schon mit der Stimme erfahren.

1. Durchgang

▶ Legen Sie eine Hand auf Ihr Herzchakra, also auf die Mitte des Brustkorbs. Atmen Sie ein und intonieren Sie nun mit der Ausatmung den Vokal »A«.

▶ Bei der nächsten Ausatmung ist das »E« dran, dann das »I«, das »O« (Bild links) und schließlich das »U«.

▶ Spüren Sie jeweils dem Klang in Ihnen hinterher. Wie fühlen sich die Töne in Ihnen an? Welcher Klang ist Ihr Liebling?

2. Durchgang

Der zweite Durchgang ermöglicht dann eine komplett andere Wahrnehmung.

▶ Legen Sie eine Hand auf Ihr Herzchakra.

▶ Beginnen Sie nun, mit dieser Hand leicht zu vibrieren, sie also schnell hin und her zu bewegen. Dann singen Sie die Vokale wie oben beschrieben. Wie hören sie sich an? Spüren Sie die Veränderung in der Wahrnehmung? Was bewirkt die Vibration in Ihrem Körper?

Das »AUM«-Singen

Das Mantra »OM«, das »A-U-M« gesprochen wird, ermöglicht einen tiefen Frieden. Es ist das große schwingende Mantra des Yoga, die Einheit und Vereinigung, das Leuchten und die heilende Seligkeit und stellt als Klang symbolisch die Rhythmen des Lebens dar: Anfang, Übergang und Ende. Wer das Mantra spricht oder als Klang ertönen lässt, ist in sich verbunden und ausgeglichen. Das Mantra schafft eine Aussöhnung mit dem Leben und seinen Rhythmen und lässt das Einssein mit dem Universum erleben.

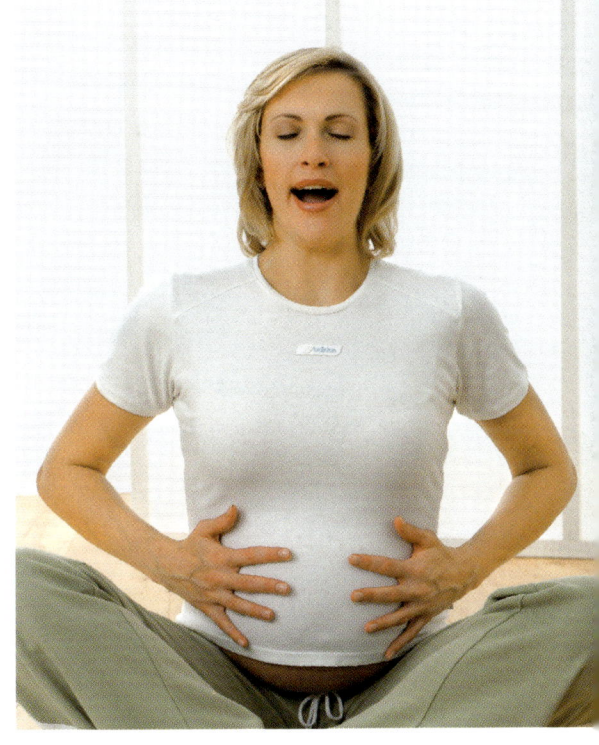

Während der Schwangerschaft und während der Entbindung ist das »AUM« ein idealer Begleiter. Das gesprochene »A« weitet den gesamten Brustbereich und lässt dort Energie hingleiten. Das »U« setzt sich tiefer nach unten und erfüllt den Bauch- und Beckenraum sowie den Beckenboden mit Energie. Das »M« stellt die Schwingung dar, das Urlebendige, die Schwingung des Lebens und der Schöpferkraft. Dieses Allumfassende schafft Verbindung und Verbundenheit.

▶ Setzen Sie sich aufrecht auf den Boden. Legen Sie Ihre Hände zum Baby auf den Bauch.

▶ Atmen Sie tief ein und schließen Sie die Augen.

▶ Sprechen Sie während der Ausatmung ein langes »A-U-M«. Dann atmen Sie wieder ein und sprechen während der Ausatmung erneut »A-U-M« (Bild Seite 91).

▶ Führen Sie die Übung mindestens 3 Minuten lang aus. Sie werden spüren, wie Sie tief entspannen, Ihren Körper befreien und weit und hingabefähig werden.

Mantras sind heilige Urlaute, die seit Jahrtausenden durch die heiligen Schriften der Inder überliefert sind. Durch ihre besonderen Schwingungen wirken sie heilend, kräftigen den Körper und stabilisieren die Psyche.

Das Händereiben

Diese einfache Übung schenkt blockierten und verspannten Körperteilen, schmerzenden Stellen und müden Gliedern wieder neue Lebenskraft.

▶ Setzen Sie sich so bequem wie möglich auf den Boden und reiben Sie die Hände fest aneinander. Sie erzeugen jetzt ein energetisches Wärmefeld. Ihre Hände werden warm oder vielleicht sogar heiß.

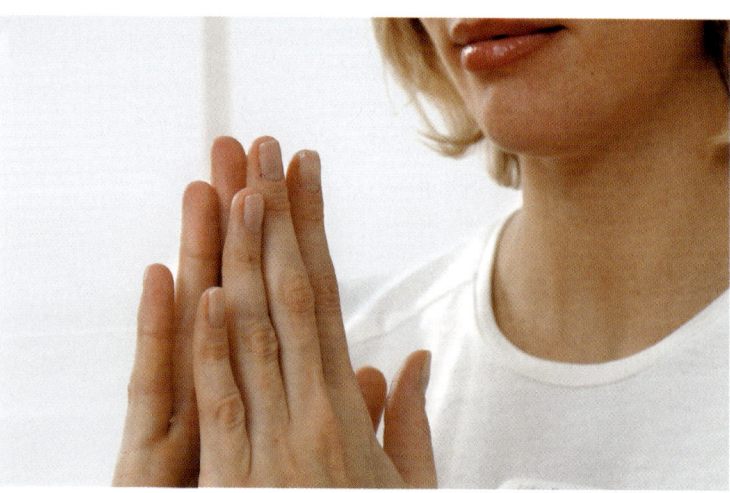

▶ Halten Sie die Handflächen nun im Abstand von 1 Zentimeter auseinander und nehmen Sie das Energiefeld wahr. Sehr sensible Menschen spüren eine leichte Abstoßung sowie ein Kribbeln zwischen den Handflächen (Bild Seite 92).

▶ Legen Sie jetzt die »aufgeladenen« Hände auf die Körperstelle, die ganz besonders viel Energie benötigt. Bleiben Sie in dieser Position ungefähr 1 Minute lang, bis die Energie übertragen und aufgenommen wurde.

Der Scherenschlag

Bei dieser Übung bringen Sie Ihren Lebensfluss in Gang und füllen vor allem Ihren Unterleib mit Energie.

Mit dieser Übung füllen Sie Ihren Unterleib mit Energie.

▶ Setzen Sie sich auf den Boden und strecken Sie die Beine gerade aus.

▶ Beginnen Sie, die Füße schnell wie eine Schere auf und zu zu klappen, so dass die Beine mit in Schwung geraten. Die Füße berühren sich dabei fast und klappen dann wieder auseinander (Bild unten).

▶ Führen Sie die Bewegung so schnell wie möglich aus – mindestens 3 Minuten lang.

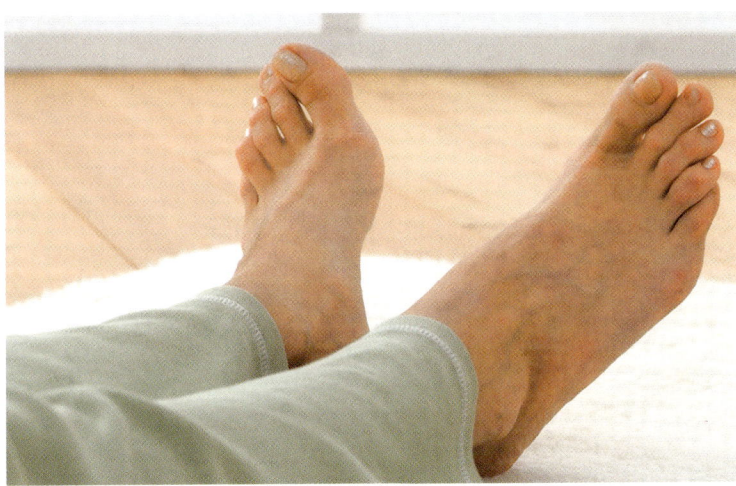

▶ Dann stoppen Sie die Bewegung. Spüren Sie augenblicklich in Ihre Beine und den Unterleib hinein. Sie werden fühlen, wie der Energiefluss kribbelnd in Ihnen hochwandert und im Beckenbereich verklingt.

Der Fersenschlag

Diese Übung ist ähnlich wie der Scherenschlag, nur durchströmt die Energie dabei den ganzen Körper.

▶ Legen Sie sich möglichst bequem auf den Rücken.

Ähnlich wie bei der Übung »Der Scheren-schlag« erzeugen Sie auch hier Energie, die Ihren ganzen Körper durchströmt.

▶ Klappen Sie – von den Fersen ausgehend – abwechselnd die Füße vor und zurück, so als ob Sie mit den Füßen winken würden (Bild unten).

▶ Führen Sie die Übung so durch, dass der ganze Körper in Schwung gerät und Sie die Bewegung bis zum Kopf spüren.

▶ Stoppen Sie die Bewegung nach ungefähr 3 Minuten.

▶ Spüren Sie sofort dem Energieverlauf hinterher. Wie fühlt sich die Energie im Körper an? Bis wohin spüren Sie sie? Wann beginnt das Gefühl wieder abzuklingen?

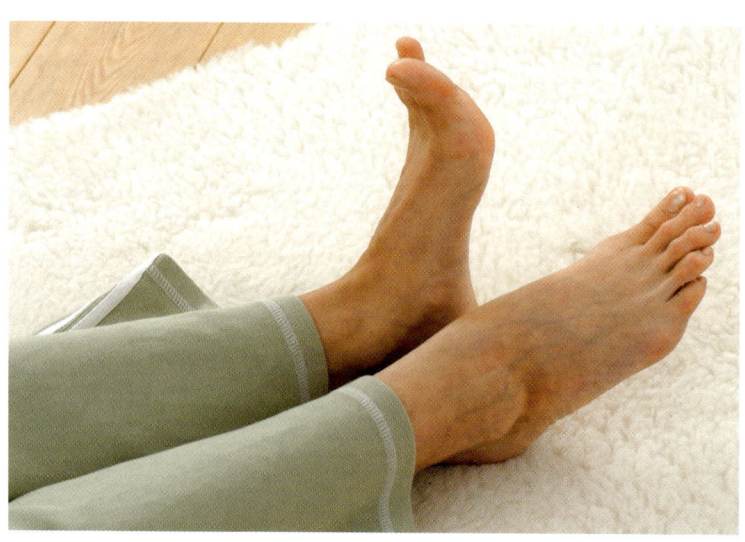

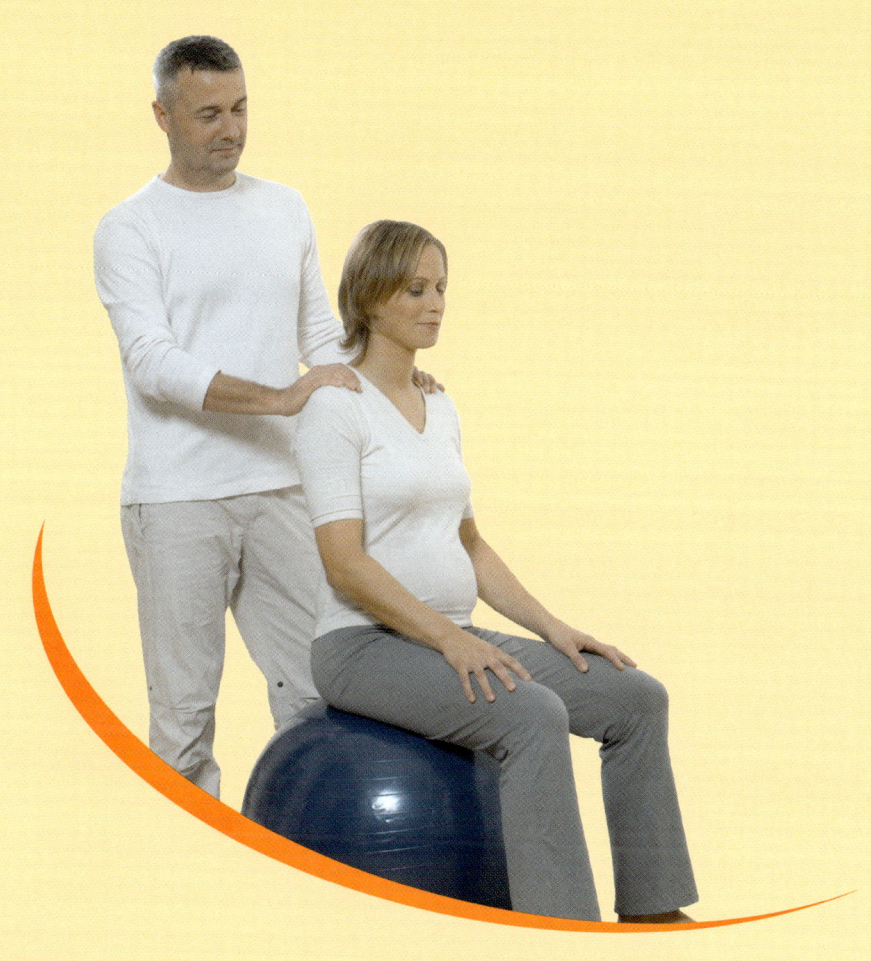

Partnerübungen

Gymnastik **zu zweit** – das Üben mit dem **Partner**

Verzichten Sie lieber auf die Gymnastik oder lassen Sie vorher kurz etwas Dampf ab, bevor Sie Ihren Frust auf den Partner übertragen.

Die Partnerübungen stellen einen wichtigen Teil der Schwangerschaft dar. Gemeinsam erleben Mann und Frau die Wohltat von Bewegung und Berührung, von tiefem Bewegtsein und Berührtsein. Die folgenden Übungen tragen dazu bei, Loslassen, Vertrauen, Entspannen und das Sich-Öffnen zu lernen und zu erfahren.

Übungsvorbereitungen

▶ Üben Sie bitte nur, wenn Sie es beide wollen und bereit dazu sind.
▶ Es ist wichtig, dass Sie sich beide aufeinander einstimmen, eine gemeinsame Wellenlänge herstellen und zusammen »schwingen« können.

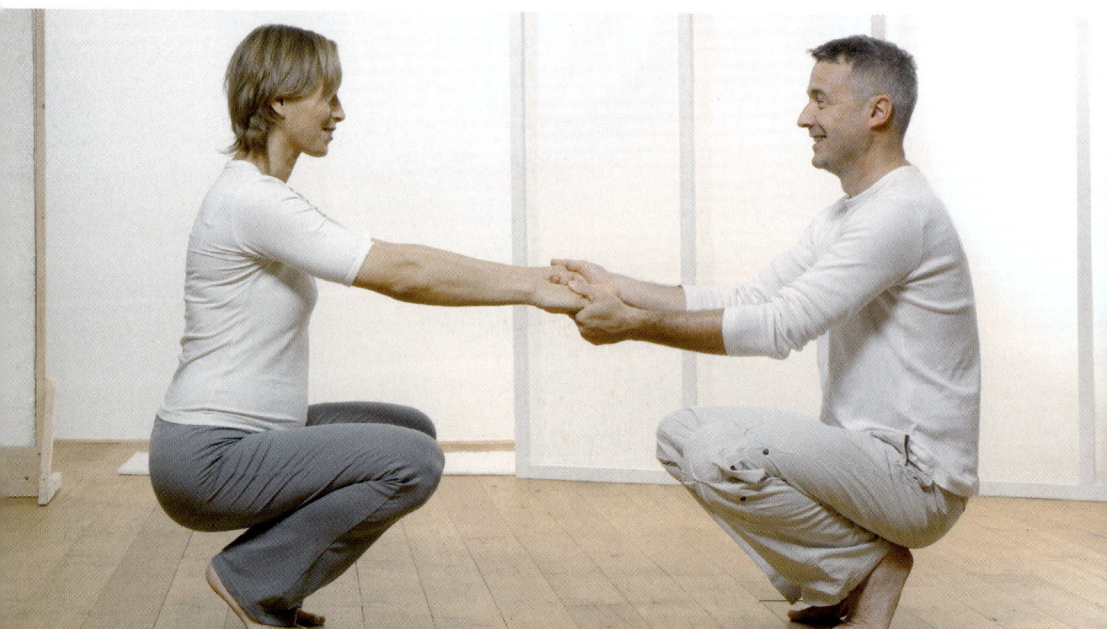

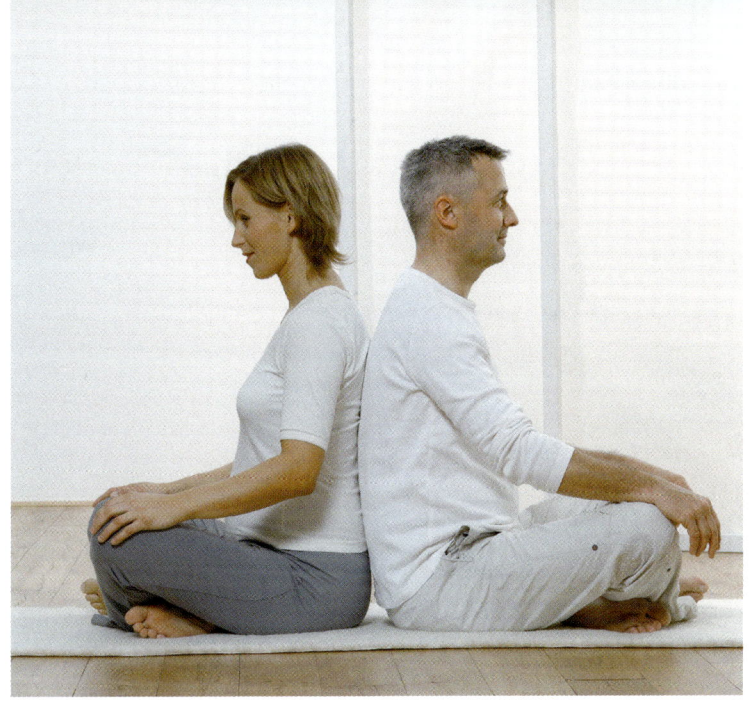

Sich gemeinsam »Im Wind drehen« fördert den Kontakt zwischen Ihnen und Ihrem Partner, den Zusammhalt und das gegenseitige Vertrauen.

Die Partnerübungen

Partnerhocke

▶ Stellen Sie sich einander gegenüber hin.
▶ Gehen Sie beide in die Hockstellung und halten Sie sich dabei locker an den Händen (Bild Seite 96).

Variation der Partnerhocke

▶ Ihr Partner bleibt stehen, während Sie ihm Ihre Hände reichen und in die Hockposition gehen.
▶ Sie können sich richtiggehend an Ihren Partner hängen.

Im Wind drehen

▶ Setzen Sie sich Rücken an Rücken auf den Boden.
▶ Nun schwingen Sie gemeinsam sanft nach rechts und nach links. Wiegen Sie Ihre Oberkörper dabei so, dass Sie den Körperkontakt zum Partner nicht aufgeben (Bild oben).

Gemeinsames Babyschaukeln

▶ Ihr Partner setzt sich auf den Boden und lehnt sich dabei gegen eine Wand. Sie setzen sich zwischen seine Beine.

▶ Lehnen Sie sich an Ihren Partner, er legt seine Hände auf Ihren Bauch.

▶ Schwingen Sie nun gemeinsam ganz behutsam nach rechts und nach links und wiegen Sie dabei zusammen Ihr Baby (Bild unten).

Wenn Sie »gemeinsam Ihr Baby schaukeln«, üben Sie quasi schon das, was Sie in ein paar Monaten erwarten wird.

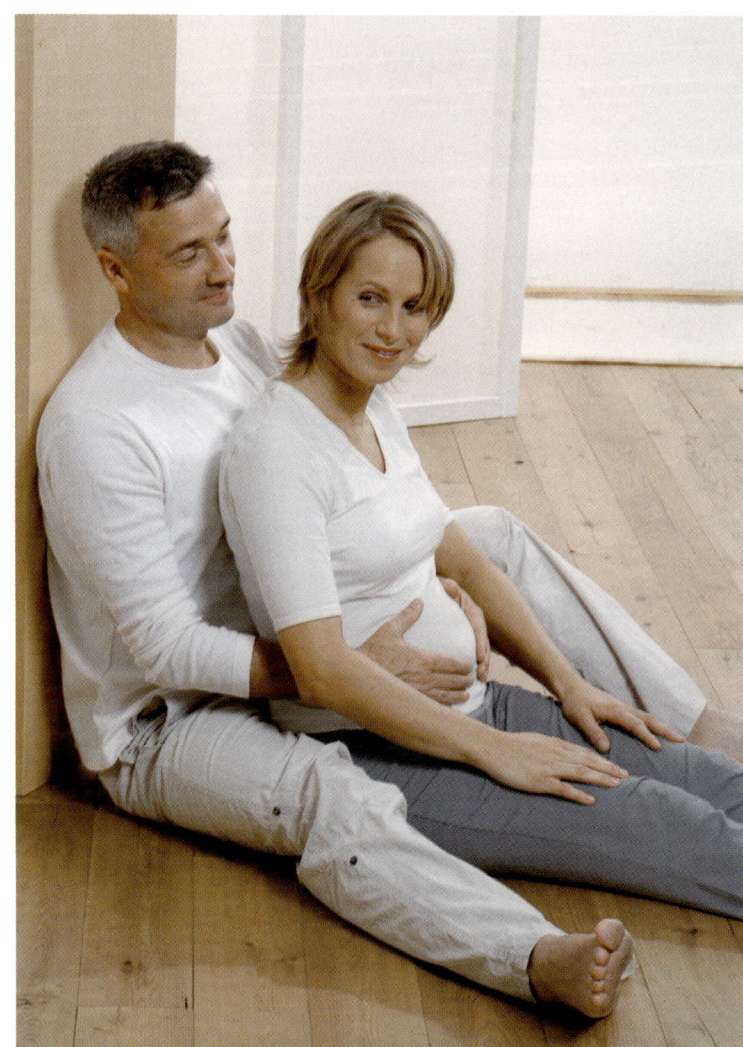

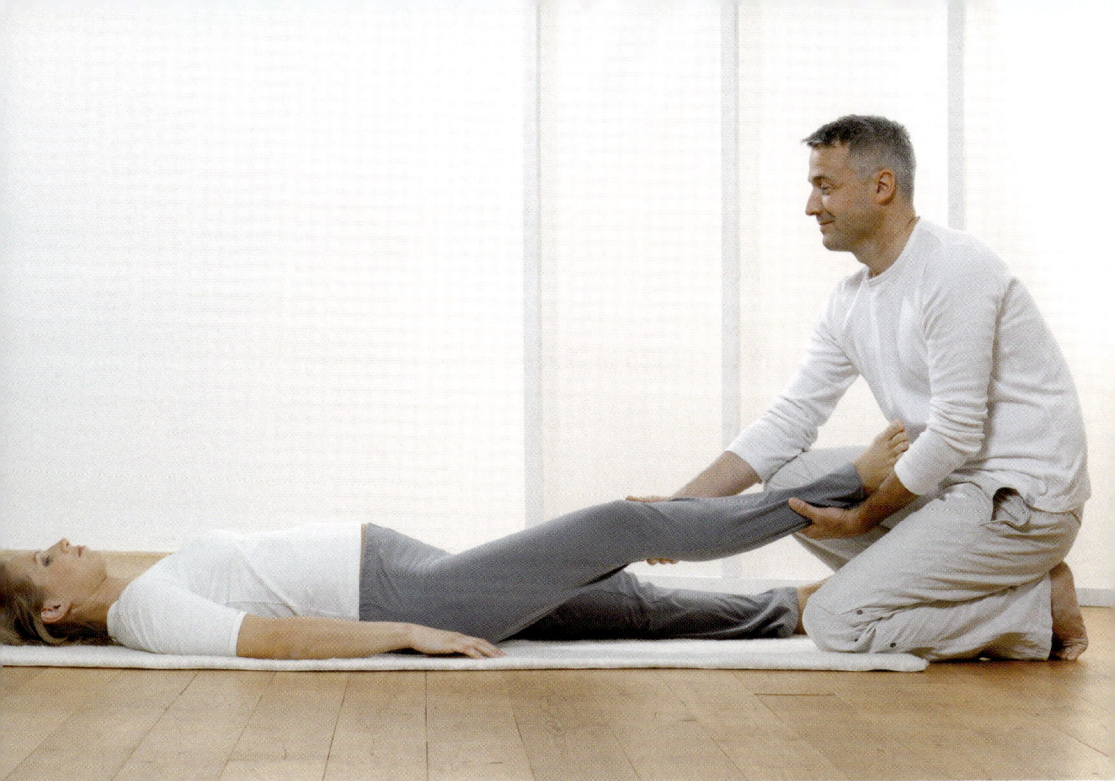

Bein halten und drehen

▶ Legen Sie sich mit gestreckten Beinen auf den Rücken.

▶ Ihr Partner setzt sich an Ihr Fußende, hebt Ihr gestrecktes rechtes Bein auf und legt es ein paar Zentimeter weiter rechts wieder ab. Sie bleiben dabei locker und »helfen« nicht mit, sondern Sie lassen alles entspannt geschehen.

▶ Anschließend hebt Ihr Partner Ihr linkes Bein an und legt es ein paar Zentimeter weiter links ab. Sie lassen ebenfalls wieder ganz locker.

▶ Danach nimmt Ihr Partner Ihr rechtes Bein und umfasst mit einer Hand die Fußsohle und mit der anderen die Kniekehle.

▶ Nun dreht er Ihr Bein ganz vorsichtig im Hüftgelenk nach rechts und links (Bild oben).

▶ Er wiederholt dies mehrere Male.

▶ Anschließend legt er das Bein ab und verfährt dann mit Ihrem linken Bein in der gleichen Weise.

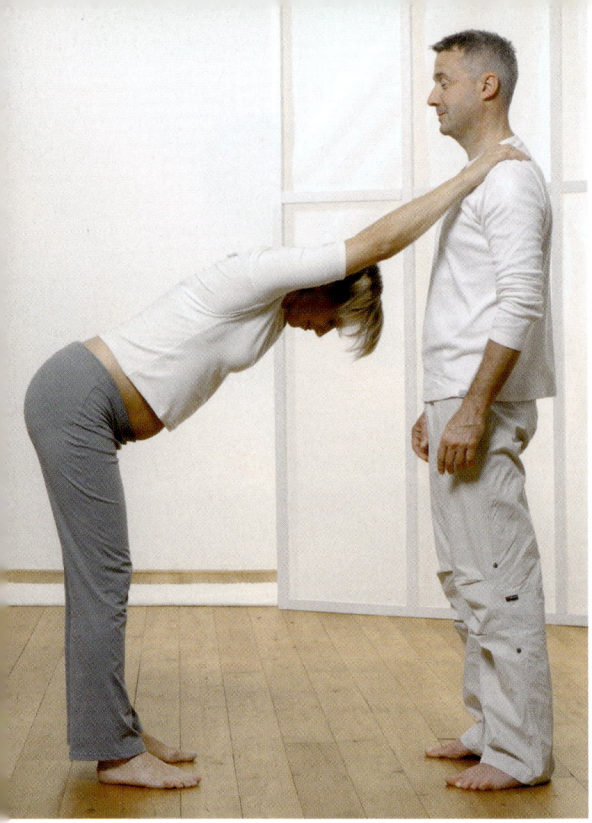

Dranhängen

▶ Ihr Partner stellt sich aufrecht und mit hüftbreit geöffneten Beinen hin.

▶ Stellen Sie sich vor ihn. Legen Sie Ihre Arme auf seine Schultern und hängen Sie sich an Ihren Partner.

▶ Schieben Sie dabei Ihr Gesäß nach hinten und lassen Sie den Kopf locker herunterhängen (Bild rechts oben).

Tipp: Diese Übung hilft Ihnen auch, während der Eröffnungsphase der Geburt eine Wehe zu verarbeiten.

Hängen auf dem Sitzball

▶ Setzen Sie sich auf einen Sitzball.

▶ Ihr Partner kniet sich vor Sie hin.

▶ Umarmen Sie ihn und »übergeben« Sie ihm Ihr ganzes Gewicht.

▶ Legen Sie ganz entspannt Ihren Kopf auf eine seiner Schultern (Bild rechts unten).

Tipp: Auch diese Übung kann sehr gut während der Entbindung angewandt werden.

Die Kreuzbeinseitenlage

Diese Übung hilft gut bei Kreuzbeinschmerzen.

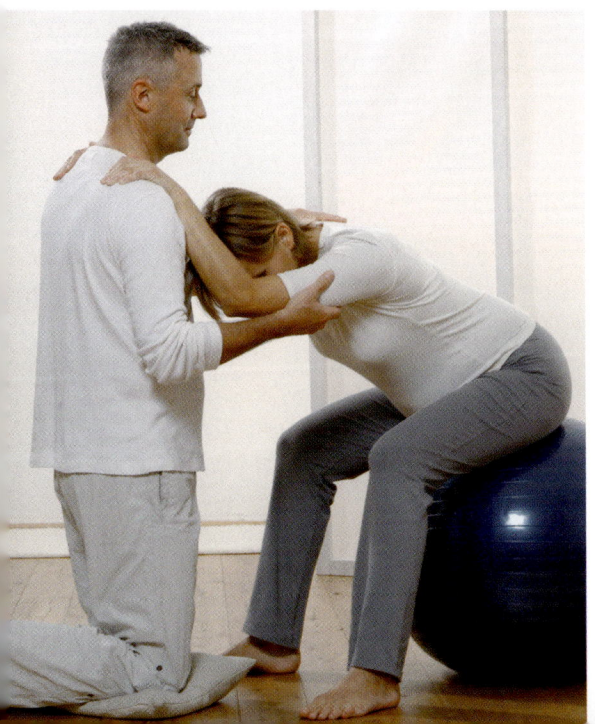

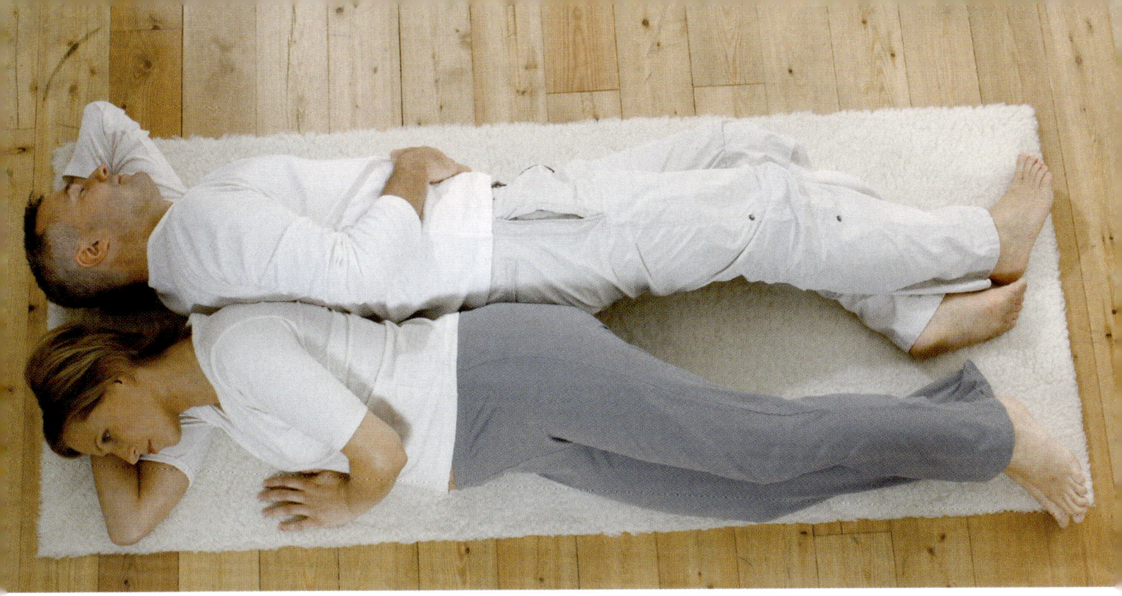

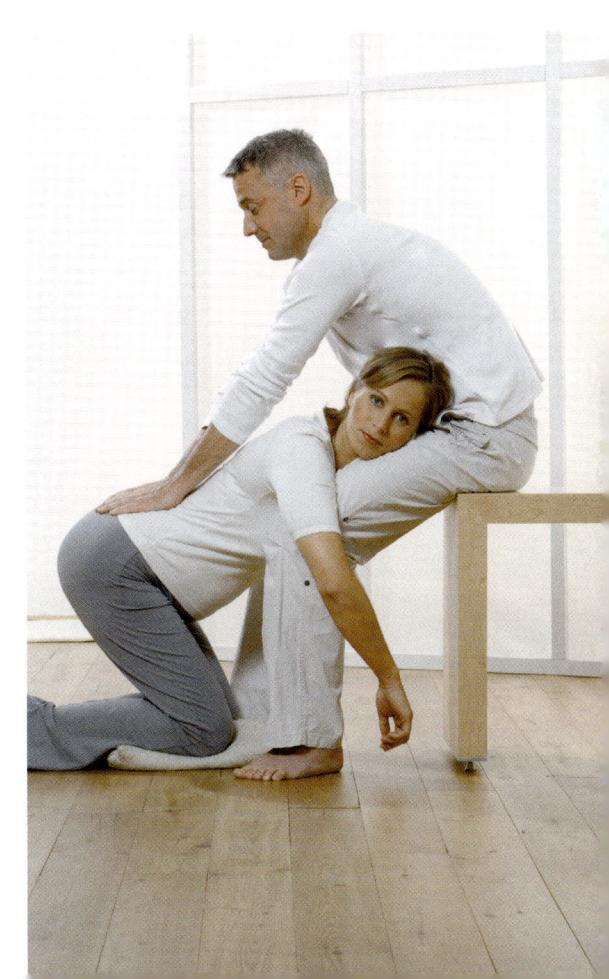

▶ Legen Sie sich auf eine Körperseite. Ihr Partner legt sich mit seinem Rücken an Ihren Rücken. Ihre Kreuzbeine berühren sich dabei (Bild oben).

▶ Bewegen Sie nun beide rhythmisch Ihre Becken vor und zurück.

Hängen mit dem Stuhl

▶ Ihr Partner setzt sich auf einem Stuhl. Knien Sie sich auf den Boden vor ihn hin und legen Sie den Oberkörper auf seine Knie.

▶ Ihr Partner legt eine Hand auf Ihr Kreuzbein. Kippen Sie jetzt Ihr Becken auf und ab: Während der Einatmung nach vorne, so dass ein leichtes Hohlkreuz entsteht (Bild rechts), beim Ausatmen nehmen Sie die ursprüngliche Position wieder ein.

Yoga und Verwöhnübungen mit dem Partner

Partnerübungen sind natürlich eine wunderbare Art und Weise, einmal nichts selbst tun zu müssen, sondern sich »bedienen« und verwöhnen zu lassen. Ihr Übungspartner kann der Vater Ihres Kindes oder auch eine andere Person, zum Beispiel eine liebe Freundin, sein.

Einen ganz großen Bereich in unseren Schwangerschaftskursen widmen wir den Partnerübungen. Sich in liebevolle Hände zu begeben, sich dem Geschehen hinzugeben und loszulassen, sich einem anderen Menschen so anzuvertrauen, dass eine tiefe Entspannung empfunden werden kann, schenkt den Übenden Wohlgefühl und Geborgenheit.

Entspannen mit fremder Hilfe

Immerzu werden andere Menschen um Sie herum sein und die Schwangerschaft mit Ihnen teilen. Oftmals sind das eigentlich ganz fremde Menschen, die Sie begleiten und unter deren Obhut Sie beispielsweise medizinisch betreut werden und die Ihnen während der Entbindung zur Seite stehen.

Wenn Sie sich schon während der Schwangerschaft dafür öffnen, das Kostbarste, Ihr Kind, im Beisein und mit Hilfe fremder Menschen zu bekommen, dann brauchen Sie keine Angst vor dem Loslassen zu haben. Das Entspannen mit fremder Hilfe ist deshalb ein ganz besonders wichtiger Weg der werdenden Mutter, Abschied von Konventionen zu nehmen und den Lebensfluss mit anderen zu teilen. Geben Sie sich dem Loslassen hin, auch wenn fremde Menschen dabei sind!

Rücken an Rücken

▶ Setzen Sie sich beide Rücken an Rücken auf den Boden. Spüren Sie die Berührungspunkte am Rücken und die Wärme, die Sie beide ausstrahlen.

▶ Nach einer Weile beginnt einer von Ihnen, den Oberkörper sanft nach rechts und links zu bewegen. Der andere folgt einfach dieser Bewegung.

▶ Bewegen Sie anschließend den Oberkörper vor und zurück – der Partner folgt (Bild rechts).

▶ Schließlich kreisen Sie mit dem Oberkörper. Der Partner versucht stets, sich der schwingenden Stimmung anzupassen und ganz im Fluss der Bewegung zu sein.

▶ Sobald der eine Partner seine Übungsfolge beendet hat, gibt der andere den Rhythmus vor und wiederholt die Folge.

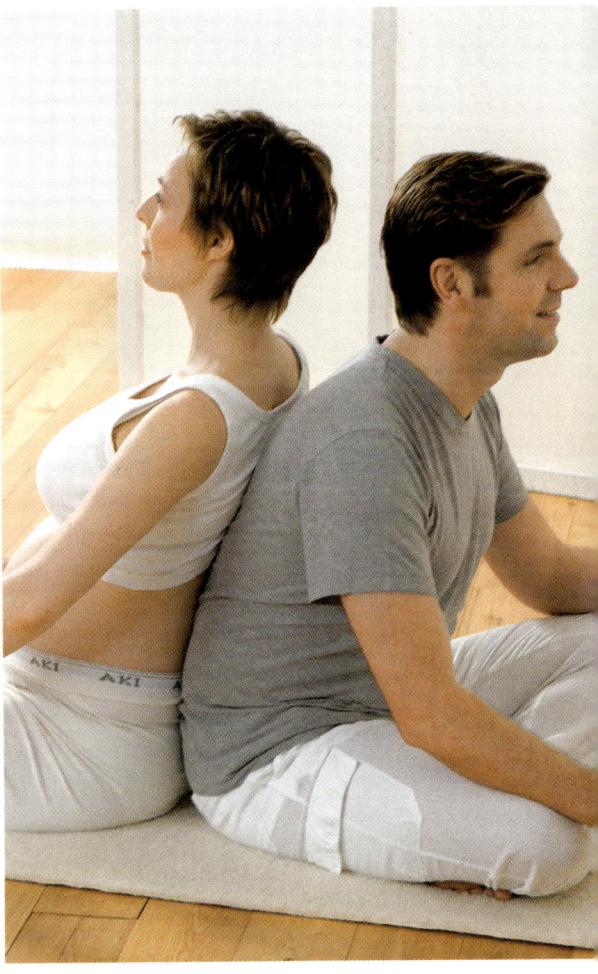

Wirkung: Bei dieser Partnerübung lernen Sie, sich ganz auf einen anderen Menschen zu verlassen und sich ihm anzupassen. Sie fühlen Wärme und Geborgenheit. Beim zweiten Teil der Übung spüren Sie, wie es ist, einen anderen Menschen behutsam anzuleiten und zu führen. Beide Qualitäten werden Sie als Elternteile benötigen.

Die innere Stärke spüren

▶ Legen Sie sich mit dem Rücken auf den Boden und drehen Sie sich auf die Seite.

▶ Ihr Partner setzt sich hinter Ihren Rücken und legt eine Hand auf Ihr Kreuzbein und die andere Hand auf Ihren Hinterkopf (Bild unten).

▶ Halten Sie die Position mindestens für 3 Minuten. Spüren Sie dabei den Händen Ihres Partners nach. Wie fühlt es sich an, dass die Hände ausgerechnet auf dem Kreuzbein und dem Hinterkopf liegen?

Wirkung: Diese Übung stärkt Ihr Selbstbewusstsein. Kreuzbein und Hinterkopf stehen für Ur- und Selbstvertrauen im Leben. Wenn Sie ein Neugeborenes halten, dann berühren Sie immer seinen Hinterkopf, um den Kopf zu stützen, und das Kreuzbein, den Po. Diese Haltung ist die erste, die ein Mensch erfährt, wenn er auf der Welt ist. Auch Sie als Schwangere wurden einst auf diese Weise gehalten. Diese Körpererinnerung ist tief in Ihnen verankert. Halt, Geborgenheit und innere Stärke erwachsen aus ihr. Spüren Sie nun ganz bewusst, wie diese Haltung Ihnen Kraft schenkt. Wenn Ihr Partner die Hände löst, dann bleibt die Erinnerung trotzdem wach. Ab jetzt können Sie immer wieder Halt und Geborgenheit spüren.

Ihr Partner vermittelt Ihnen bei dieser Übung Halt und Geborgenheit, so dass Ihre innere Stärke wachsen kann.

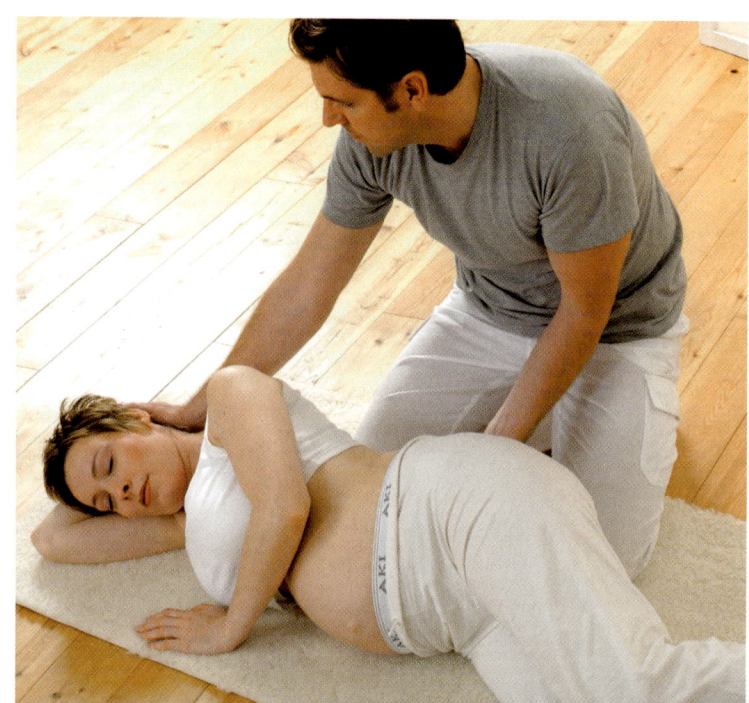

Die Umarmung

Diese Übung wird am besten im Bett oder am Boden auf einer weichen Decke sitzend ausgeführt. Sie benötigen dazu eine Wand oder ein festes Bettgestell zum Anlehnen.

▶ Ihr Partner setzt sich hin und lehnt sich mit ausgestreckten und gespreizten Beinen an die Wand oder das Bettgestell.

▶ Nehmen Sie vor ihm Platz und schmiegen Sie sich mit Ihrem Rücken an seinen Bauch.

▶ Legen Sie Ihre Hände auf Ihren Bauch. Ihr Partner umschließt Ihre Hände mit seinen – spüren Sie gemeinsam das Kind.

▶ Lehnen Sie sich vollständig an Ihren Partner, schließen Sie beide die Augen und versuchen Sie, einen gemeinsamen Atemrhythmus zu finden (Bild unten).

Wirkung: Sie spüren Ihre Einheit und Verbundenheit durch das Fließen Ihres Atems und über die Hände, die mit Ihrem Kind Verbindung aufnehmen.

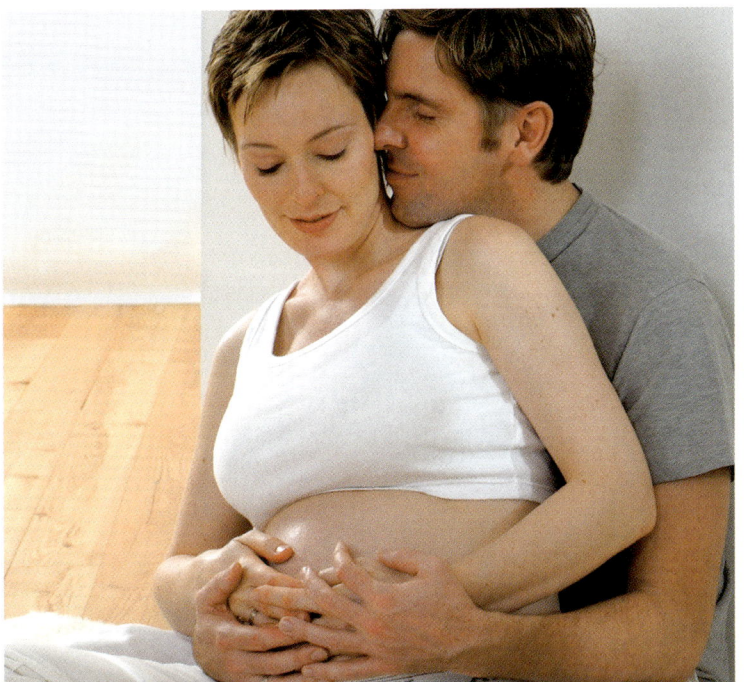

Besonders schön ist diese Übung,wenn Sie sie mit demVater des Kindes ausführen, mit dem Sie in Liebe verbunden sind.

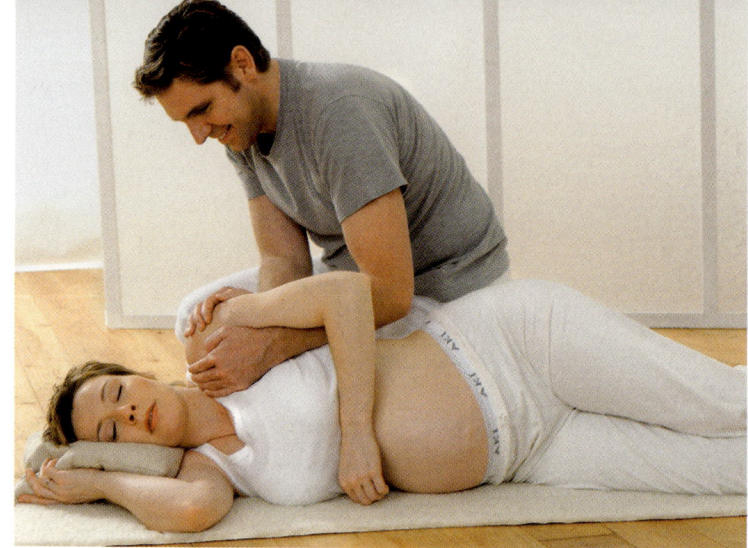

Atmen Sie während dieser Übung hörbar aus, damit Ihr Partner weiß, wann er Ihre Schulter seitlich nach unten ziehen muss.

Die Schultern lösen

▶ Legen Sie sich auf den Boden und drehen Sie sich zur Seite. Betten Sie Ihren Kopf auf ein Kissen.

▶ Ihr Partner setzt sich so an Ihren Rücken, dass seine Seite Ihren Rücken berührt.

▶ Nun hebt er Ihren oben liegenden Arm an und fasst mit einer Hand unter Ihrem Arm hindurch. Er legt beide Hände auf Ihre Schulter – eine von oben, eine von unten – und verschränkt die Finger. Sie lassen Ihren Arm ruhig dabei hängen.

▶ Atmen Sie zunächst tief ein und dann wieder tief aus. Während der Ausatmung drückt Ihr Partner auf Ihre Schulter und zieht sie seitlich nach unten, aber nicht nach vorn. Die Halsmuskulatur wird dabeigedehnt (Bild oben).

▶ Beim Einatmen hilft Ihr Partner nicht mit, sondern wartet auf die nächste Ausatmung. Nun zieht er wieder nach unten.

▶ Wiederholen Sie diese Übung mindestens 3 Minuten lang. Danach drehen Sie sich auf die andere Seite. Führen Sie die Schulterlösung nun zur anderen Seite aus.

Wirkung: Das gemeinsames rhythmisches Atmen verbindet Sie, Schulterverspannungen werden sanft gelöst.

Den Kopf halten

▶ Legen Sie sich auf den Rücken. Ihr Partner setzt sich oberhalb Ihres Kopfes hin und hält Ihren Kopf in seinen Händen.

▶ Lassen Sie ganz los und spüren Sie dem Gehaltenwerden hinterher. Sie brauchen Ihren Hals nicht weiter anzuspannen oder zu versuchen, den Kopf mitzuhalten. Vertrauen Sie ganz der Haltekraft Ihres Partners. Er wird Ihren Kopf nicht fallen lassen.

▶ Schließen Sie die Augen und genießen Sie die Berührung (Bild rechts oben).

Wirkung: Sie lernen, auf die Kraft Ihres Partners zu vertrauen und völlig loszulassen.

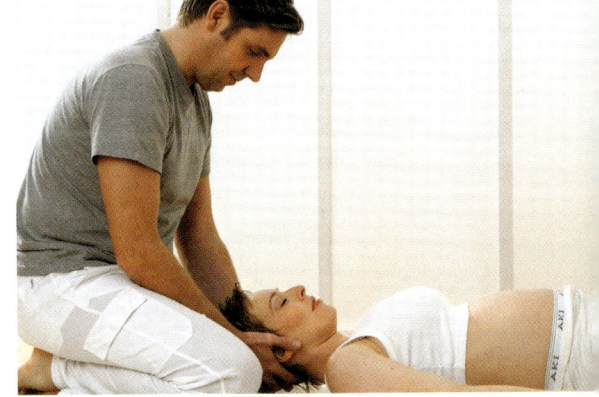

Die Rückenstütze

▶ Setzen Sie sich aufrecht in den Schneidersitz. Ihr Partner setzt sich mit ausgestreckten Beinen hinter Sie, so dass seine Fußsohlen auf Ihrem Kreuzbein liegen. Er stützt sich mit den Armen hinter sich ab.

▶ Genießen Sie die Berührung der Füße. Sie vermitteln Ihnen Stütze und Halt im Kreuzbein (Bild rechts unten).

▶ Nach einer Weile »massiert« Ihr Partner Sie sanft mit seinen Zehen. Wie fühlt sich diese Massage an?

Wirkung: Bei dieser Übung erfahren Sie durch Ihren Partner Stütze und Halt und spüren seine Zuwendung.

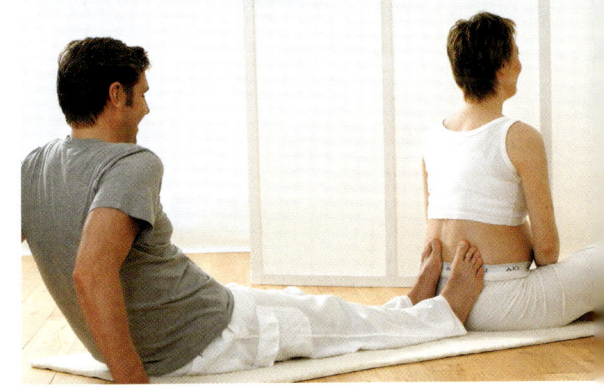

Arme schütteln

Diese Übung lockert Verspannungen in Schulter-Nacken-Bereich. Sie sollten sie aber nicht an den Beinen ausführen, da die Vibrationen wehenfördernd sein könnten.

▶ Legen Sie sich auf den Rücken. Ihr Partner setzt sich an Ihre Seite und nimmt einen Ihrer Arme in seine Hände.

▶ Nun winkelt er Ihren Arm an und hält ihn am Handgelenk und am Unterarm kurz vor dem Ellenbogen fest (Bild unten).

▶ Jetzt beginnt Ihr Partner, den Arm ganz sanft zu schütteln. Sie versuchen, den Arm einfach locker zu lassen und alles geschehen zu lassen, ohne aktiv mitzuhelfen.

▶ Schütteln Sie mindestens 3 Minuten lang. Danach setzt sich Ihr Partner auf Ihre andere Seite und verfährt mit Ihrem zweiten Arm in der gleichen Weise.

Wirkung: Das sanfte Armschütteln lockert Verspannungen im Schulter-Nacken-Bereich.

Achtung: Bitte kommen Sie nicht auf die Idee, die Beine schütteln zu wollen! Die Vibrationen und Schwingungen, die im Bauch übertragen werden, könnten wehenfördernd sein. Diese Übung kann höchstens während der Eröffnungsphase der Entbindung erfolgen. Nach der Schwangerschaft können Sie natürlich jederzeit auch wieder die Beine schütteln.

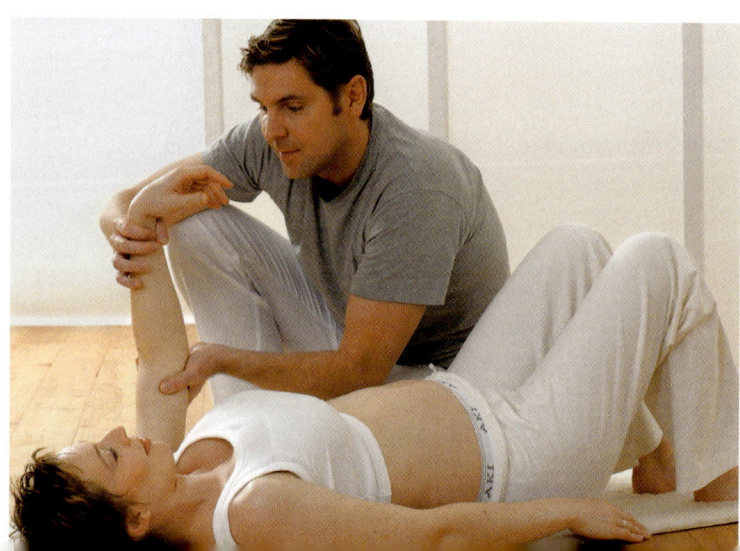

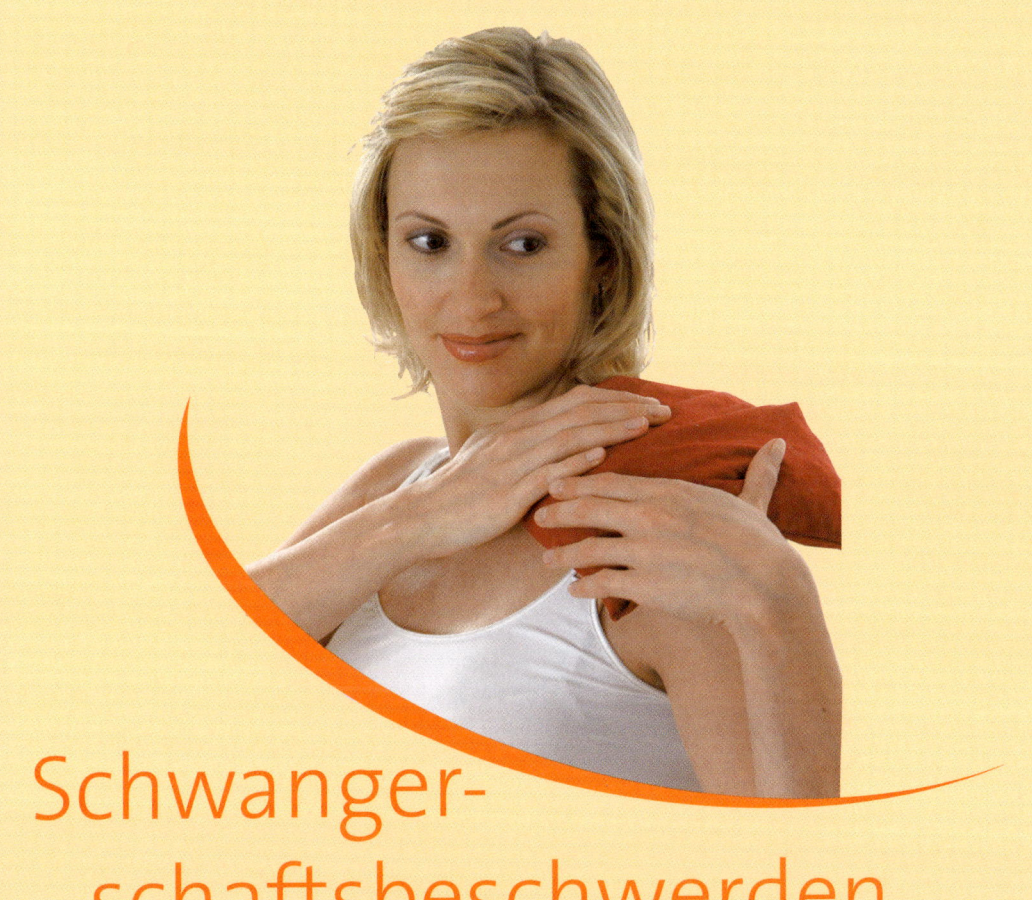

Schwanger-
schaftsbeschwerden
vorbeugen und **lindern**

Beschwerden **vorbeugen** und **sanft lindern**

Wer sich in Alltag bis zur Entbindung wohl und behaglich fühlen will, kann einiges selbst dafür tun. Auch Schwangerschaftsbeschwerden lassen sich oftmals mit einfachen Übungen lindern.

Viele Schwangerschaften verlaufen ganz glatt und völlig beschwerdefrei. Sie fühlen sich fast die ganzen neun Monate wohl und körperlich fit. Da aber jede Schwangerschaft ganz individuell erlebt wird, kann es sein, dass Beschwerden auftreten, auch wenn Sie ein gesundes Leben führen.

Lästige Begleiterscheinungen sind manchmal nicht zu vermeiden. Bewegung, Gymnastik und bewusste Verhaltensmaßnahmen sind immer eine Möglichkeit, um Beschwerden vorzubeugen, aktiv zu lindern oder sich zumindest abzulenken und somit die Aufmerksamkeit zu verlagern und sich wieder einigermaßen wohl zu fühlen.

Der folgende Beschwerdenkatalog gibt Ihnen Auskunft darüber, wie Sie sich ganz leicht selbst helfen bzw. wie Sie einigen Unannehmlichkeiten einer Schwangerschaft mit ganz geringen Mitteln gezielt vorbeugen können.

Vorsorge steht an erster Stelle

Bitte suchen Sie dennoch immer Ihren Frauenarzt auf, wenn Sie gesundheitliche Probleme haben, und nehmen Sie unbedingt alle Vorsorgetermine wahr, damit gravierende Störungen und eventuelle Krankheiten so schnell wie möglich erkannt und gegebenenfalls rechtzeitig behandelt werden können.

Dammpflege und -massage

Ein wichtiger Punkt in der Schwangerschaft stellt die richtige Pflege und Vorbereitung des Dammes auf die Geburt dar, um das Gewebe um

After und Scheide geschmeidig und elastisch zu machen. Ziel ist es, die Entspannung der Beckenbodenmuskulatur zu erhöhen und das Risiko eines Dammschnitts oder Dammrisses zu verringen.

Allerdings sind die Dammpflege und die Dammmassage keine Garantie dafür, dass Sie völlig ohne Riss oder Schnitt entbinden können. Nutzen Sie die Massage zur Entspannung, zum Wohlfühlen und zum Kennenlernen Ihres Beckenbodens.

Wichtig: Bei Hämorrhoiden sollten Sie keine Massage ausführen. Fragen Sie bitte auch Ihren Arzt, wenn eine Risikoschwangerschaft vorliegt oder Sie Schmerzen und Probleme haben.

Je besser Sie Ihren Damm durch eine gezielte Pflege und Massage auf die Entbindung vorbereiten, desto geringer ist das Risiko, dass er dabei einreißt.

Das Dammöl

Für die regelmäßige Dammpflege benötigen Sie eigentlich nur ein gutes Massageöl.

▶ Lassen Sie sich aus reinen ätherischen Ölen und wertvollen Basisölen Ihr individuelles Dammöl in der Apotheke herstellen oder mischen Sie es sich selbst.

▶ Bewährt haben sich dabei Weizenkeim-, Johanniskraut- und Nachtkerzenöl als Basisöle. Erfahrungsgemäß reichen für die Dammpflege während der Schwangerschaft ungefähr 100 Milliliter Öl.

▶ Das reine Basisöl können Sie bis zur 34. Schwangerschaftswoche verwenden.

▶ Ab der 34. Schwangerschaftswoche, also ungefähr 6 Wochen vor der Geburt, geben Sie dann 8 Tropfen reines ätherisches Rosenöl und 5 Tropfen Muskatellersalbeiöl dazu (auf etwa 50 Milliliter Basisöl).

▶ Sollten Sie weniger als 50 Milliliter Öl übrig haben, verringern Sie die Dosis der Aromaöle auf 5 und 2 Tropfen.

▶ Haben Sie bis zur 34. Woche schon alles Dammöl verbraucht, mischen Sie nochmals 50 Milliliter Dammöl an und versetzen es dann mit den genannten ätherischen Ölen.

Tipps rund um das Dammöl

▶ Gehen Sie sparsam mit diesen kostbaren Ölen um.

▶ Verwenden Sie keine synthetischen Ölmischungen oder Erd-
ölprodukte, denn diese minderwertigen Öle erzielen nicht den
gewünschten Effekt und fördern die Massagewirkung nicht.

▶ Naturkostläden, Aromafachhandlungen, Reformhäuser und Apothe-
ken bieten Basisöle und reine ätherische Öle von hoher Qualität an.

▶ Falls Sie nicht das gesamte Dammöl während Ihrer Schwangerschaft verbrauchen, können Sie den Rest anschließend gut zur
Babymassage oder Bauchpflege verwenden.

▶ Bewahren Sie das Öl am besten in einer lichtundurchlässigen
Flasche auf.

Dammmassage von Anfang an

*Für die Damm-
massage sollten
Ihre Fingernägel
kurz geschnitten
und die Hände
gewaschen sein.*

Sie können schon ab dem 4. Schwangerschaftsmonat mit der einfachen
Dammpflege beginnen, sofern Ihr Arzt keine Bedenken hat.

▶ Tragen Sie einige Tropfen der gemischten Basisöle auf den Bereich
zwischen After und Scheide auf.

▶ Massieren Sie zuerst auf und ab, dann etwa 1 Minute lang quer den
Beckenboden.

▶ Auch Juckreiz oder Spannungsgefühle alter Dammnarben können
dabei teilweise beruhigt und gelindert werden.

▶ Führen Sie diese Pflege morgens und abends aus.

▶ Legen Sie anschließend eine Slipeinlage in die Unterhose, denn es
könnte sonst zu Flecken in der Wäsche kommen.

Dammmassage ab der 34. Schwangerschaftswoche

Nun heißt es, den Damm intensiver auf die Geburtsarbeit und die damit verbundene starke Dehnung vorzubereiten.

Wichtig: Fragen Sie Ihren Frauenarzt, ob Massage und Dehnung erlaubt sind.

▶ Entleeren Sie vor der Massage Ihre Blase, begeben Sie sich in die Hocke oder setzen Sie sich mit breiten Beinen auf Ihr Bett – vorsichtshalber auf ein Handtuch.

▶ Massieren Sie 1-mal täglich zusätzlich zur normalen Dammpflege etwa 5 Minuten lang.

▶ Tragen Sie zunächst ein paar Tropfen Öl wie gewohnt auf den Damm auf, indem Sie kreuzförmig massieren (auf und ab, dann von rechts nach links und zurück).

▶ Tauchen Sie nun einen Zeigefinger oder den Daumen in das Öl.

▶ Massieren Sie, mit etwas mehr Druck, den Dammbereich u-förmig.

▶ Tupfen Sie überschüssiges Öl vorsichtig mit einem sauberen Einmaltaschentuch ab und legen Sie danach dann wieder eine Slipeinlage ein.

Eingeschlafene Hände, Karpaltunnelsyndrom

Bei eingeschlafenen, pelzigen Gliedmaßen sollten Sie unbedingt genügend Magnesium und Kalzium zu sich nehmen (siehe dazu auch »Krämpfe«, Seite 118 f.). Durchblutungsstörungen in den Händen führen häufig zu Taubheitsgefühlen und auch zu Krämpfen. Durch die erhöhte Zufuhr von Körperflüssigkeiten zu den Extremitäten kann es zu Schwellungen sowie zu einem Druck auf die Nerven und Blutgefäße kommen, die durch den Handwurzelkanal – den so genannten Karpaltunnel – verlaufen. Die Beschwerden verschwinden meist erst wieder nach der Entbindung. Aber durch eine vitalstoffreiche Ernährung mit besonders viel frischem Obst und Gemüse und kleinen Übungen und Massagegriffen können Sie einiges zur Verbesserung Ihrer Beschwerden beitragen.

Übungen, die die Durchblutungen des Körpers fördern, helfen bei eingeschlafenen Händen.

So helfen Sie sich selbst

▶ Jede Art der Bewegung und alle Übungen der Schwangerschafts-gymnastik fördern die Durchblutung des Körpers.

Übungen bei eingeschlafenen Händen und Karpaltunnelsyndrom

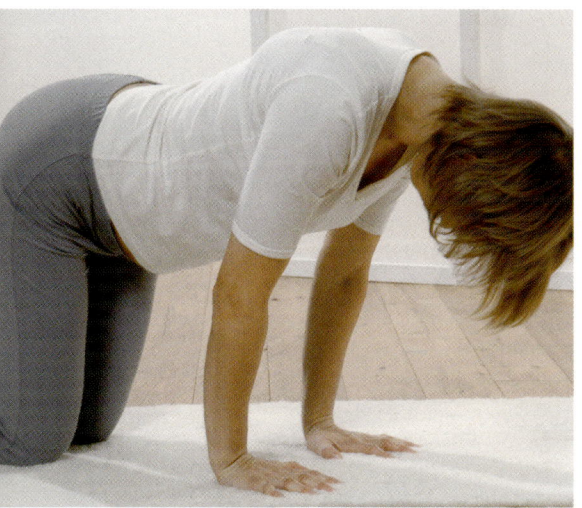

▶ Ballen Sie beide Hände zur Faust. Öffnen und schließen Sie sie etwa 1 Minute lang im schnellen Wechsel, um die Durchblutung anzuregen.

▶ Gehen Sie in den Vierfüßlerstand auf Hände und Knie. Legen Sie dabei die flachen Hände mit gespreizten Fingern auf und verlagern Sie Ihr Gewicht nach vorne auf die Hände. So werden Ihre Handgelenke gedehnt (Bild links oben). Legen Sie anschließend die Handrücken auf den Boden. Die Finger zeigen dabei von Ihnen weg. Beugen Sie sich wieder nach vorne.

▶ Massieren Sie Schultern und Nacken, um Verspannungen zu lockern und den Flüssigkeitstransport im Körper zu verbessern.

▶ Massieren Sie Ihre Handgelenke. Streichen Sie mit dem Daumen der rechten Hand sternförmig von der Mitte des linken Handgelenks zu beiden Seiten (Bild links unten). Dann massieren Sie mit dem linken Daumen die rechte Hand.

Ischiasbeschwerden

Im Winter treten Ischiasbeschwerden häufiger auf als in den warmen Sommermonaten. Durch die Lage des Kindes wird der Ischiasnerv gereizt. Ebenso sorgt die veränderte Haltung für Beschwerden. Mit ausreichend Bewegung und Massage können Sie die Schmerzen lindern. Ändert das Kind seine Position, so verflüchtigen sich die Beschwerden meist sehr schnell und sind plötzlich gänzlich verschwunden.

So helfen Sie sich selbst

▶ Massieren Sie mit warmem Olivenöl das Kreuzbein. Legen Sie anschließend ein angewärmtes Tuch darüber und legen Sie sich mit dem Rücken auf eine warme Heizdecke. Nun ziehen Sie die Beine an den Bauch heran und umfassen die Beine in den Kniekehlen mit den Händen. Schaukeln Sie ganz sanft auf und ab, von rechts nach links.

▶ Sanftes Beckenkreisen im Liegen, im Stehen an einer Wand oder auch ohne Wand lindern die Beschwerden und veranlassen eventuell das Kind, eine andere Position einzunehmen.

▶ Alle Übungen der sanften Schwangerschaftsgymnastik helfen Ihnen.

▶ Bewegung oder Baden in warmem Wasser lindert die Schmerzen.

▶ Alle Übungen auf dem großen Sitzball (siehe Seite 42 ff.) wirken lockernd.

▶ Lassen Sie sich mit warmem Öl von Ihrem Partner massieren.

Informieren Sie Ihren Arzt über die Schmerzen, damit er andere Ursachen ausschließen kann.

Massage bei Ischiasschmerzen

Benützen Sie – wenn Sie mögen – warmes Johanniskraut- oder Olivenöl zur Massage.

▶ Legen Sie sich auf die nicht schmerzhafte Seite mit einem Kissen zwischen den Knien.

▶ Der Partner massiert 3-mal streichend Ihr oberes Bein vom Fuß bis zum Gesäß.

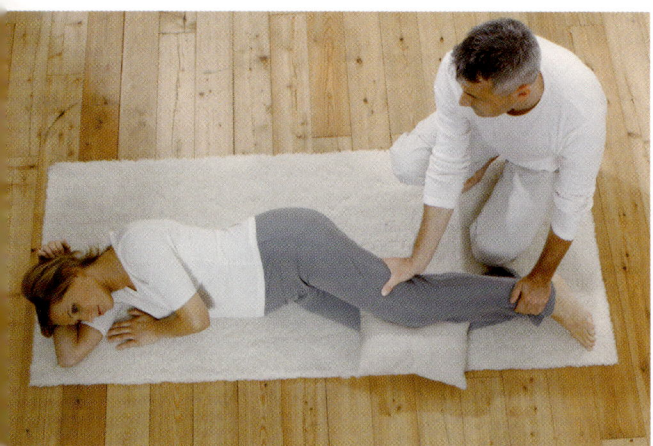

▶ Dann kreist er knetend mit einer Hand das gesamte Bein von unten nach oben ab (Bild links oben).

▶ Jetzt legt er beide Daumen auf Ihr Kreuzbein und massiert dort mit kreisenden Bewegungen.

▶ Anschließend streift er auf der Rückseite des oberen Beines mit beiden Daumen, die schräg übereinandergeführt werden, die Nervenbahn des Ischias entlang (Bild links Mitte).

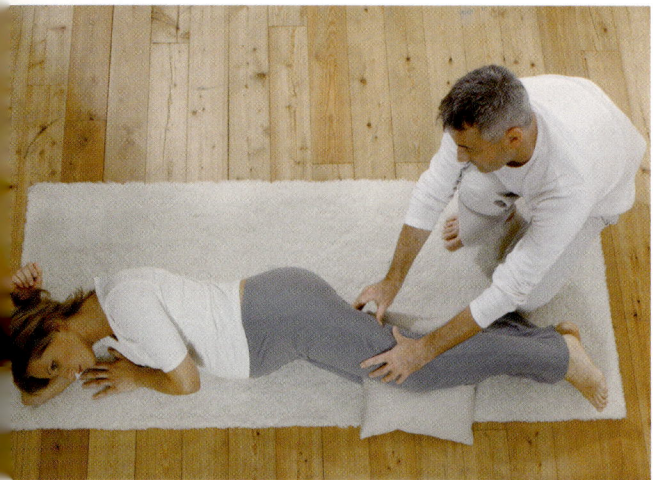

▶ Nun streicht Ihr Partner mit der flach aufliegenden Hand auf der Rückseite des Beins von unten nach oben zum Gesäß.

▶ Dann klopft er mit dem Handrücken die Rückseite des Beins leicht ab und streift mit den Fingerspitzen vom Gesäß zum Fuß hinunter.

▶ Anschließend legt er beide Hände auf Ihren unteren Rücken und zieht die Muskulatur sanft dehnend nach außen (Bild links unten).

▶ Nun knetet er noch ganz sanft Ihr Gesäß durch.

▶ Zum Abschluss setzt Ihr Partner sich an Ihr Fußende und zieht

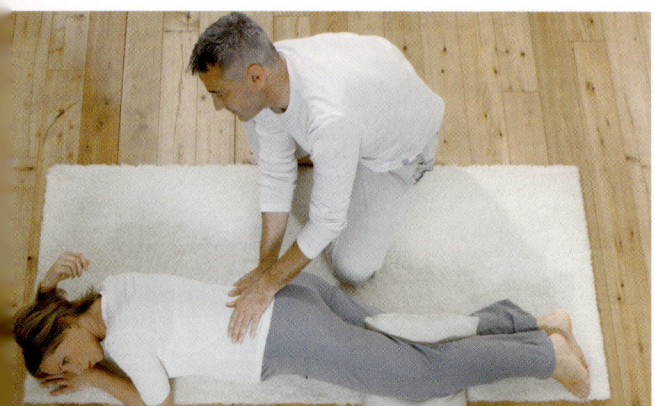

mit ganz leichtem Druck behutsam und zart das gestreckte Bein nach unten auf sich zu (dabei nicht wippen oder federn!).

Kopfschmerzen

Die veränderte Körperhaltung während der Schwangerschaft, die Hormonumstellung, aber auch die typischen Verspannungen der Nackenmuskulatur, Temperatur- und Luftdruckänderungen können lästige Kopfschmerzen verursachen.

Wichtig: Suchen Sie Ihren Arzt auf, wenn die Beschwerden nach 2 Tagen nicht verschwunden sind und Wassereinlagerungen auftreten.

So helfen Sie sich selbst

▶ Ein nasskalter Waschlappen auf der Stirn, Einreibungen mit Pfefferminzöl an den Schläfen und sanfte Rücken- und Nackenmassagen helfen sehr gut gegen Spannungskopfschmerzen.
▶ Die Übungen der Atemgymnastik (siehe Seite 16 ff.) wirken entspannend und schenken neue Energie, wenn die Kopfschmerzen von Energie- und Sauerstoffmangel herrühren.

Übungen gegen Kopfschmerzen

▶ Zur Selbstmassage kneten Sie den gesamten Schulter-Nacken-Bereich ab.
▶ Kreisen Sie sehr sanft mit den Schultern. Senken Sie den Kopf zum Brustbein und streichen Sie mit den Fingerspitzen sanft den Nacken entlang.
▶ Legen Sie zum Dehnen der Nackenmuskulatur die rechte Hand auf die linke Schulter. Beim Ausatmen drücken Sie die Schulter sanft nach unten (Bild rechts). Beim Einatmen heben Sie sie wieder

Johanniskrautöl – das so genannte Rotöl – ist ein altbewährtes Naturheilmittel, das besonders gut bei Muskel- und Nervenschmerzen zur Linderung eingesetzt werden kann.

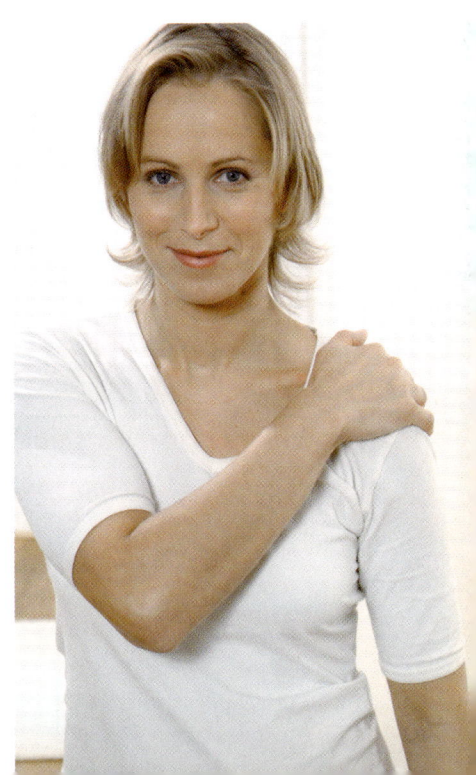

an, um sie bei der nächsten Ausatmung wieder nach unten zu drücken.
Nach 5 Atemzügen wechseln Sie die Seiten.

▶ Auch eine Kopfmassage mit »shampoonierenden Bewegungen« der
Fingerspitzen auf der Kopfhaut wirkt erleichternd.

▶ Massieren Sie sanft Ihre Gesichtsmuskeln. Kneten Sie mit den Fingerspitzen an den Augenbrauen entlang und in sanften Kreisen über das
gesamte Gesicht. Lockern Sie anschließend die Kiefermuskulatur. Lassen Sie dazu beim Ausatmen den Unterkiefer sanft nach unten gleiten.

Krämpfe

Bevor Sie die verschiedensten Vitamin- und Mineralstoffpräparate einnehmen, sollten Sie unbedingt mit Ihrem Arzt über die optimale Zusammensetzung sowie die ideale Dosierung sprechen.

Wadenkrämpfe, Krämpfe der Muskulatur, Krämpfe im Afterschließ-
muskel, das Hartwerden des Bauches und vorzeitige Wehen sind unangenehme Muskeltätigkeiten. Berichten Sie Ihrem Arzt davon, wenn Ihre
Gebärmutter zur vorzeitigen Aktivität neigt. Eine erhöhte Zufuhr von
Magnesium kann die schlimmsten Beschwerden mildern. Aber auch
Kalzium wird benötigt, um die Arbeit der Muskulatur optimal zu unterstützen. Während der Schwangerschaft braucht Ihr Körper sehr viel mehr
Mineralstoffe als sonst. Für die gesamte Entwicklung Ihres Kindes sind
überproportional viele Vitamine und Mineralstoffe nötig, die es aus dem
mütterlichen Körper erhält. Für den Aufbau des kindlichen Skelettes wird
zum Beispiel eine große Menge Kalzium aus Ihren Knochen abgezogen.

Zusätzliches Kalzium sollten Sie morgens einnehmen, Magnesium
dagegen abends, denn es wirkt beruhigend auf die Muskeltätigkeit.
Jegliche Art von Stress verbraucht darüber hinaus im Körper große
Mengen an Vitaminen und Mineralstoffen. Versuchen Sie deshalb, Ihre
Schwangerschaft so ruhig und gelassen wie möglich zu erleben.

So helfen Sie sich selbst

▶ Achten Sie unbedingt auf die Qualität Ihrer Nahrungsmittel. Ernäh-
ren Sie sich abwechslungsreich und bevorzugen Sie frisches Obst und
rohes Gemüse in großen Mengen.

▶ Das Schwimmen im warmen Wasser »massiert« sanft die Muskeln und sorgt stets für eine gute Durchblutung der gesamten Muskulatur. Krämpfe treten dann seltener auf.

▶ Wenn Sie zu nächtlichen Wadenkrämpfen neigen, vermeiden Sie beim Erwachen das Ausstrecken der Beine, ziehen Sie lieber die Fußspitzen zu sich heran.

▶ Wärme hilft bei der Entkrampfung. Nehmen Sie ein warmes Bad oder legen Sie eine nicht allzu heiße Wärmflasche auf den Bauch.

▶ Bei Schließmuskelkrämpfen des Afters setzen Sie sich auf die Wärmflasche oder auf ein Heizkissen.

▶ Machen Sie öfter eine kleine Pause, um sich zu erholen. Die Übungen der Atemgymnastik (siehe Seite 16 ff.) helfen bei der Entspannung und gegen Stress.

Übungen gegen Krämpfe

▶ Bei akuten Wadenkrämpfen wird die Muskulatur sanft gedehnt. Ziehen Sie die Fußspitze zu sich heran. Das können Sie im Liegen, im Sitzen und auch im Stehen tun. Streichen Sie mit den Händen sanft am Muskel entlang, um den Krampf zu lösen.

▶ Atmen Sie in den Muskelkrampf hinein. Legen Sie dazu eine Hand auf die verkrampfte Stelle und stellen Sie sich vor, wie Ihr Atem dort hinfließt und den Schmerz auflöst.

▶ Vorbeugend wirkt folgende Übung: Setzen Sie sich auf den Boden, strecken Sie das rechte Bein aus, legen Sie ein Handtuch um die Fußsohle und ziehen Sie mit dem Handtuch die Fußspitze zu sich heran. Nun wird die Wade gedehnt (Bild rechts). Halten Sie die Dehnung ein paar Sekunden lang. Anschließend ist das linke Bein an der Reihe.

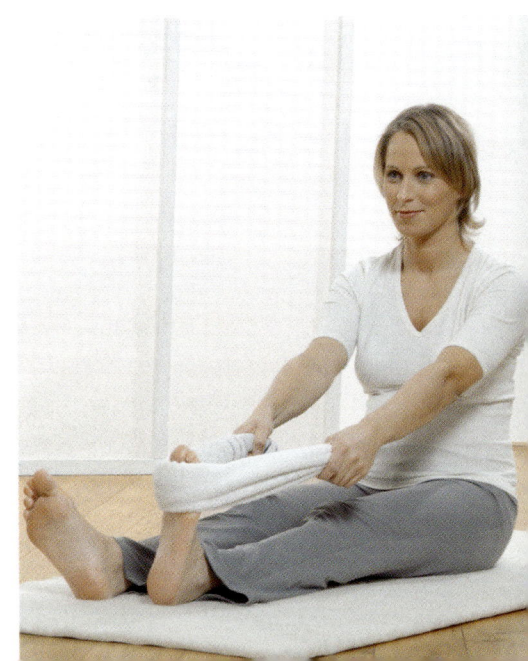

Krampfadern und Hämorrhoiden

In den meisten Fällen treten Krampfadern während der Schwangerschaft zum ersten Mal auf, vor allem wenn eine ererbte Bindegewebsschwäche vorliegt.

Durch das erhöhte Blutvolumen während der gesamten Schwangerschaft erhöht sich der Druck in den Venen. Außerdem werden die Muskelwände der Blutgefäße aufgrund der hormonellen Veränderungen gelockert, so dass der Rücktransport des Blutes vor allem aus den Beinen erschwert wird. Das Gewicht der wachsenden Gebärmutter belastet zusätzlich die Beckenvenen.

Darmverstopfung und die behinderte Blutzirkulation im Beckenbereich lässt zudem »Krampfadern« im Bereich der Hämorrhoiden entstehen, eines Adergeflechtes um den After herum. Diese knotigen Hämorrhoiden sind manchmal ziemlich schmerzhaft, vor allem beim Stuhlgang, und können stark jucken.

So helfen Sie sich selbst

Wenn Sie lange mit Auto, Flugzeug oder Bahn unterwegs sind, vertreten Sie sich so oft wie möglich die Beine, damit der Blutrückfluss in den Venen wieder angekurbelt wird.

▶ Bewegung und nochmals Bewegung! Schwangerschaftsgymnastik, Schwimmen, Spaziergänge, Walking, Radfahren oder Ihre gewohnte sportliche Betätigung – jede Art der Bewegung hilft Ihnen, aktiv gegen Krampfadern und Hämorrhoidenknoten vorzubeugen.

▶ Wenn Sie lange stehen müssen, wippen Sie mit den Füßen und gehen Sie häufiger auf und ab.

▶ Auch im Sitzen wippen Sie immer wieder mit den Füßen. Lassen Sie die Füße in den Gelenken sanft kreisen. Spreizen und krallen Sie die Zehen ein.

▶ Schlagen Sie die Beine beim Sitzen nicht übereinander, denn dies unterbricht die Blutzirkulation.

▶ Legen Sie so oft wie möglich die Beine hoch.

▶ Lagern Sie beim Schlafen die Beine mit Hilfe eines Kissens etwas höher als den Oberkörper.

▶ Kneippsches Wassertreten unterstützt die Blutzirkulation, ebenso kalte Güsse nach dem Duschen (immer von den Füßen nach oben Richtung Herz anwenden).

▶ Ziehen Sie keine Socken oder Strümpfe mit engem Gummiband an. Das unterbricht die Blutzirkulation.

▶ Wenn Sie schon Krampfadern haben, lassen Sie sich während der Schwangerschaft Kompressionsstrümpfe verschreiben.

▶ Becken- und Beckenbodenübungen (siehe Seite 49 ff.) fördern die Durchblutung und beugen Hämorrhoiden vor.

▶ Achten Sie auf eine gesunde Ernährung und einen weichen Stuhlgang.

Verstopfung und starkes Pressen beim Stuhlgang verstärken die Entstehung von Hämorrhoidenknoten. Trinken Sie daher reichlich, so dass der Stuhl weich bleibt.

Morgendliche Übelkeit und Erbrechen

Über die Hälfte aller Schwangeren leidet in den ersten drei Monaten unter morgendlicher Übelkeit mit oder ohne Erbrechen. Die Übelkeit kann sich auch über den ganzen Tag erstrecken und ist oftmals mit einer intensiven Geruchsempfindlichkeit verbunden. Die Übelkeit entsteht durch die Reizung des Brechzentrums im Gehirn aufgrund der Entwicklung der Plazenta und der damit einhergehenden Hormonproduktion. Die morgendliche Übelkeit findet meist ihren Höhepunkt in der neunten und zehnten Schwangerschaftswoche, nach dem dritten Monat ist sie in den meisten Fällen überstanden.

Trotz aller Bemühungen kann es sein, dass die Übelkeit mit nichts zu vertreiben ist und sich über Wochen hinzieht. Nehmen Sie es mit Gelassenheit und ganz viel Ruhe. Lenken Sie sich ab, indem Sie sich beschäftigen, Ihrer Arbeit nachgehen, sich kreativ betätigen, viel lesen, Musik hören, fernsehen und sich Gutes tun.

Ein leerer Magen verschlimmert die Übelkeit und verstärkt den Brechreiz. Versuchen Sie, in jeder zweiten Stunde eine Kleinigkeit zu sich zu nehmen.

Tipp

Die Einnahme von Magnesium hilft, nicht nur Krämpfen vorzubeugen, sondern auch den Stuhlgang weich zu halten.

Bevorzugen Sie dabei rohes Gemüse. Knabbern Sie zum Beispiel Karotten, Tomaten oder Paprika und etwas Brot. Vermeiden Sie denaturierte oder süße Lebensmittel. Sie verstärken den sauren und leicht metallischen Geschmack, was wiederum erneut Brechreiz und Übelkeit auslösen kann.

Meiden Sie allzu schwere Mahlzeiten, die Ihnen im Magen liegen und dann Erbrechen verursachen können.

Geben Sie seltsamen Essensgelüsten nach, wenn Sie sich dann besser fühlen.

So helfen Sie sich selbst

▶ Mit den sanften Atemübungen (siehe Seite 16 ff.) können Sie entspannen und die schlimmsten Übelkeitsempfindungen sozusagen wegatmen. Achten Sie auf eine ausreichende Sauerstoffzufuhr und üben Sie am besten direkt an einem geöffneten Fenster.

▶ Lüften Sie viel, um solche Gerüche zu vertreiben, die Ihnen Übelkeit verursachen.

▶ Ein warmes Bad vor dem Schlafengehen wirkt manchmal Wunder und entkrampft den gesamten Körper.

▶ Spaziergänge in freier Natur beruhigen die Nerven und helfen zu entspannen.

▶ Schlafen oder ruhen Sie viel. Während des Schlafes spüren Sie Ihre Übelkeit nicht mehr. Danach sollten Sie unbedingt wieder eine Kleinigkeit essen.

Eine ausgiebige Massage tut Ihnen nicht nur bei bestehenden Rückenschmerzen gut. Sie trägt auch zur allgemeinen Entspannung sowie zur Vorbeugung von Beschwerden gut.

Rückenschmerzen

Rückenschmerzen sind die Hauptplage aller Schwangeren. Ob Kreuzschmerzen, ein verspannter Nacken oder Beschwerden in der Brustwirbelsäule und rund um die Schultern – fast keine Schwangere bleibt davon verschont (siehe dazu auch »Ischiasbeschwerden«, Seite 115 ff.).

So helfen Sie sich selbst

▶ Jegliche Art der Bewegung wirkt sich positiv aus. Alle Übungen der Schwangerschaftsgymnastik, Schwimmen, Yoga, Beckenkreisen, Haltungsübungen und vorbeugende Maßnahmen beim Bücken, Heben und Tragen helfen Ihnen, Rückenschmerzen zu lindern.

▶ Wärme lockert Verspannungen und kann bestehende Beschwerden erleichtern (Bild rechts oben).

▶ Lassen Sie sich im warmen Wasser treiben – egal, ob in der Badewanne oder im Schwimmbad. Die Gelenke werden zudem weniger belastet.

▶ Vermeiden Sie zu langes Sitzen und andauerndes Stehen.

▶ Allzu ausgedehnte Spaziergänge oder Wanderungen können Kreuzschmerzen verursachen.

▶ Wechseln Sie häufiger am Tag zwischen Liegen, Sitzen, Stehen und Gehen. Nur der stetige Wechsel hilft, einseitigen Belastungen vorzubeugen.

▶ Lassen Sie sich mit sehr warmem Öl massieren. Hängen Sie sich dabei über einen Sitzsack oder mehrere übereinandergeschichtete Kissen, so dass Ihr Partner Ihren Rücken optimal berühren kann (Bild rechts unten).

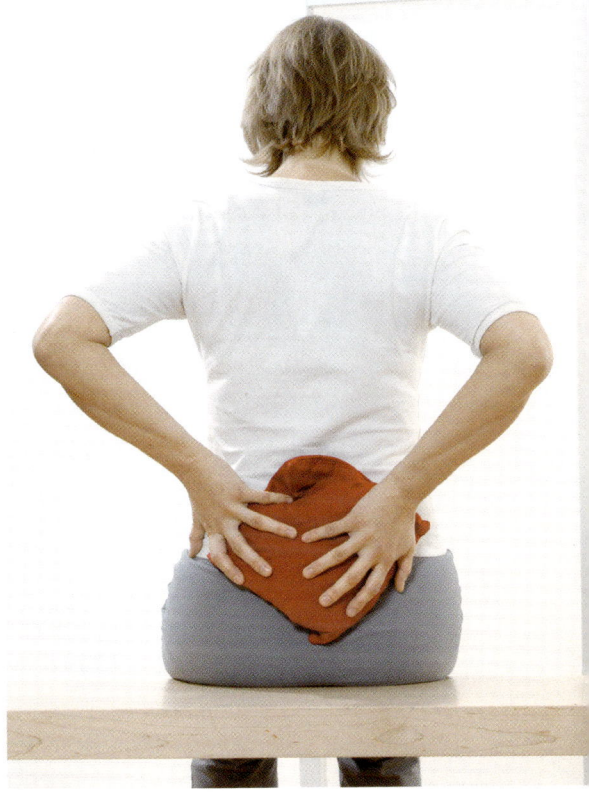

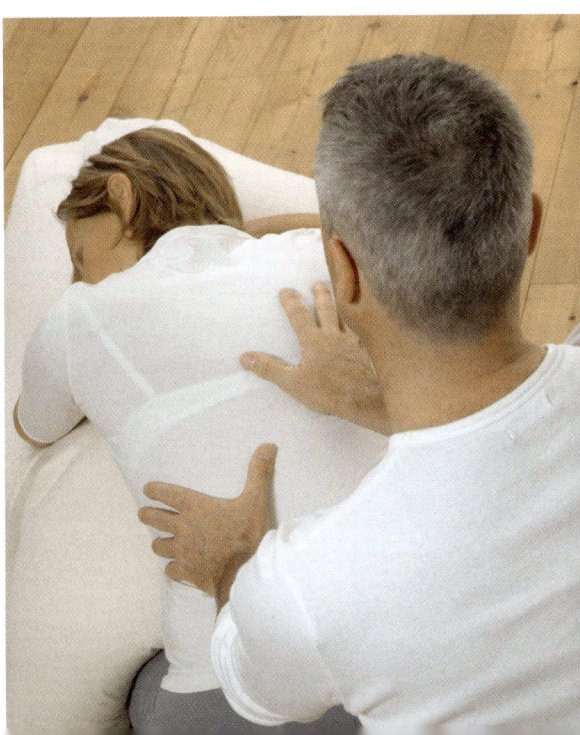

Schambeinschmerzen

Schambeinschmerzen werden durch die Weitung des knöchernen Beckens verursacht und können sehr unangenehm sein. Die Schambeinfuge erfährt eine maximale Dehnung und reagiert vor allem nach längerem Liegen und einseitigen Belastungen mit Schmerzen. Leider gibt es gegen die Beschwerden am Schambein lediglich lindernde Maßnahmen.

So helfen Sie sich selbst

Wenn Sie Probleme mit dem Schambein haben, werden diese durch langes Liegen noch verstärkt. Bewegen Sie sanft Ihr Becken, bevor Sie aufstehen.

▶ Vermeiden Sie sämtliche Grätschbewegungen im Alltag, aber auch bei der Gymnastik und beim Sport: Machen Sie also bei Schambeinschmerzen keine zu großen Schritte, nehmen Sie keine Hockhaltung ein oder legen Sie im Sitzen am Boden die Fußsohlen nicht zusammen.
▶ Nach dem Aufstehen sind die Schmerzen oftmals besonders schlimm, ebenso nach langer einseitiger Haltung. Vor dem Aufstehen sollten Sie die Beine bewegen und mit dem Becken kreisen. Halten Sie die Beine geschlossen, wenn Sie sich aus dem Liegen aufsetzen, und erheben Sie sich dann mit beiden Beinen parallel. Bei großen Problemen hat es sich bewährt, wenn Sie im Bett in den Vierfüßlerstand wechseln und dort vor dem Aufstehen erst ein paar »Krabbelbewegungen« ausführen.
▶ Gehen Sie oft schwimmen. Führen Sie aber auch beim Brustschwimmen den Kraulbeinschlag aus.

Schwangerschaftsstreifen

Schwangerschaftsstreifen entstehen durch die Gewichtszunahme und die so verursachte Dehnung des Gewebes an Bauch, Gesäß, Oberschenkeln und Brüsten.

In schweren Fällen »reißt« das Gewebe und nach der Schwangerschaft bleibt eine so genannte Fettschürze zurück. Das überdehnte und gerissene Gewebe kann sich nicht mehr zurückbilden und sieht »schrumpelig« aus. Solche sehr selten auftretenden Veränderungen können nur operativ entfernt werden.

Normale violette Schwangerschaftsstreifen hingegen nehmen nach der
Schwangerschaft eine leicht silbrige
Farbe an, hinterlassen aber keine anderen Verformungen. Mit einem reich-
haltigen Öl und einer sanften Massage,
die Sie täglich ausführen sollten, können Sie Schwangerschaftsstreifen vorbeugen.

So helfen Sie sich selbst

▶ Stellen Sie eine Massageölmischung
aus Weizenkeim-, Oliven- und Mandel-
öl her, insgesamt 50 Milliliter. Massieren Sie damit mindestens 1-mal täglich
die gefährdeten Stellen an Bauch, Gesäß, Oberschenkeln und Brüsten (Bild
rechts).

▶ Sobald die Haut zu jucken beginnt,
tragen Sie eine neue Ölschicht auf.

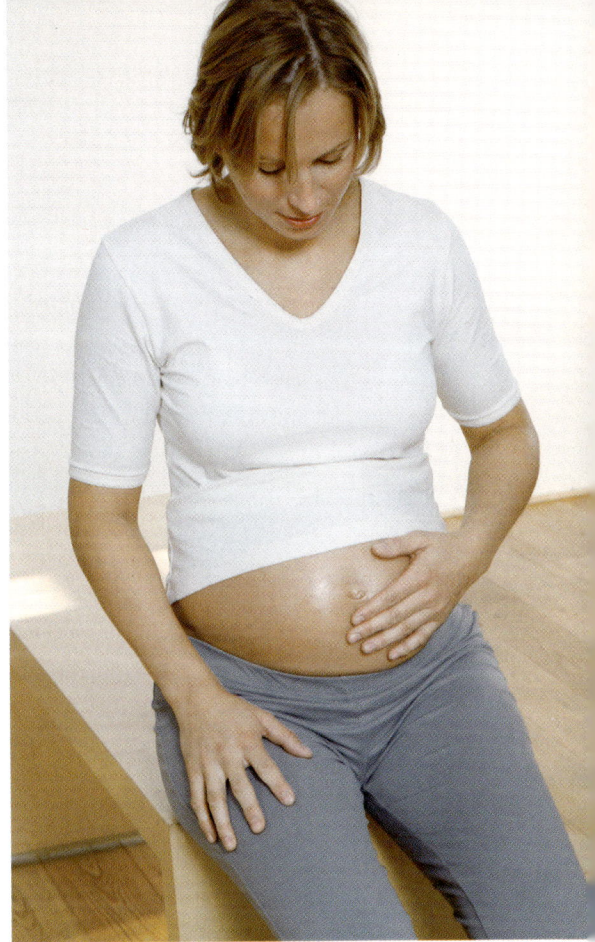

Schwindel und niedriger Blutdruck

Schwindel und niedriger Blutdruck sind manchmal ständige Begleiter durch die Schwangerschaft. Nicht nur die Hormone, das vermehrte
Blutvolumen im Körper und die erschlafften Muskelwände der Venen,
sondern auch abrupte Temperaturwechsel und Luftdruckschwan-
kungen verschlimmern die Beschwerden.

So helfen Sie sich selbst

▶ Alle Übungen aus dem Kreislauftraining (siehe Seite 13 ff.) helfen Ihnen, wieder in Schwung zu kommen.

▶ Mäßige sportliche Betätigung und Bewegung über den Tag verteilt machen fit.

▶ Verzichten Sie auf allzu langes Liegen, Sitzen und Stehen. Gehen Sie öfter auf und ab.

▶ Wenn Sie längere Zeit stehen müssen, spannen Sie immer wieder »heimlich« die Bein- und Gesäßmuskeln an.

▶ Vermeiden Sie allzu plötzliche Positionsveränderungen wie schnelles Bücken oder Aufstehen aus dem Bett.

▶ Tanken Sie viel frische Luft und probieren Sie die Übungen der Atemgymnastik (siehe Seite 16 ff.), um so wieder fit zu werden.

▶ Trinken Sie viel!

▶ Lüften Sie stets gut und ausreichend!

▶ Vorsicht mit Saunagängen! Es kann sein, dass Sie die gewohnte Hitze nicht mehr vertragen. Wer noch nie in der Sauna war und unter niedrigem Blutdruck leidet, sollte während der Schwangerschaft nicht damit anfangen.

▶ Gönnen Sie sich Kneippsches Wassertreten und Wechselfußbäder. Eiskaltes Wasser sollten Sie allerdings meiden, es sei denn, Sie sind es gewöhnt.

▶ Kleiden Sie sich bei niedrigem Blutdruck nach dem Zwiebelprinzip, so dass Sie sich der Außentemperatur entsprechend an- oder ausziehen können. So vermeiden Sie Überhitzungseffekte, Schweißausbrüche und Schwindel.

Wenn Sie zu Sodbrennen neigen, sollten Sie sich nach dem Essen nicht sofort hinlegen, warten Sie mindestens 30 Minuten.

▶ Halten Sie im heißen Sommer öfter mal die Hände unter kaltes Wasser – das kühlt schön – und legen Sie sich einen kalten Waschlappen über das Gesicht.

Sodbrennen

Das typische unangenehme Brennen in der Speiseröhre nach den Mahlzeiten kann sehr lästig sein. Durch die Hormone, die während der Schwangerschaft ausgeschüttet werden, erschlafft der Schließmuskel zwischen Magen und Speiseröhre. Der Mageninhalt fließt dann nach oben zurück und wirkt ätzend auf die Schleimhaut der Speiseröhre.

So helfen Sie sich selbst

▶ Meiden Sie allzu fette, üppige, süße und stark gewürzte Speisen. Nehmen Sie lieber öfter am Tag mehrere kleine Mahlzeiten zu sich und kauen Sie die Nahrung sehr gut durch, bevor Sie sie herunterschlucken. Lassen Sie sich viel Zeit beim Essen.

▶ Verzichten Sie auf Speisen, die im Körper die Säureproduktion anregen, wie zum Beispiel Süßigkeiten, Kaffee oder Schwarztee. Paradoxerweise helfen eigentlich säurehaltige Speisen wie Tomaten, Orangen oder Ananas, denn sie enthalten wichtige Verdauungsenzyme. Obst und Gemüse sollten aber immer vor und nicht nach der Hauptmahlzeit gegessen werden. Basische Speisen wie Joghurt und Milch lindern Sodbrennen.

▶ Während des Essens sollten Sie keine Getränke zu sich nehmen.

▶ Atemübungen (siehe Seite 16 ff.) helfen bei der Verdauung.

Übung gegen Sodbrennen

▶ Dehnen Sie den Schulter-Nacken-Bereich. Legen Sie die rechte Hand auf die linke Schulter. Drücken Sie sie beim Ausatmen vorsichtig nach unten (Bild links), beim Einatmen heben Sie sie. Wiederholen Sie dies 10-mal, dann die Seite wechseln.

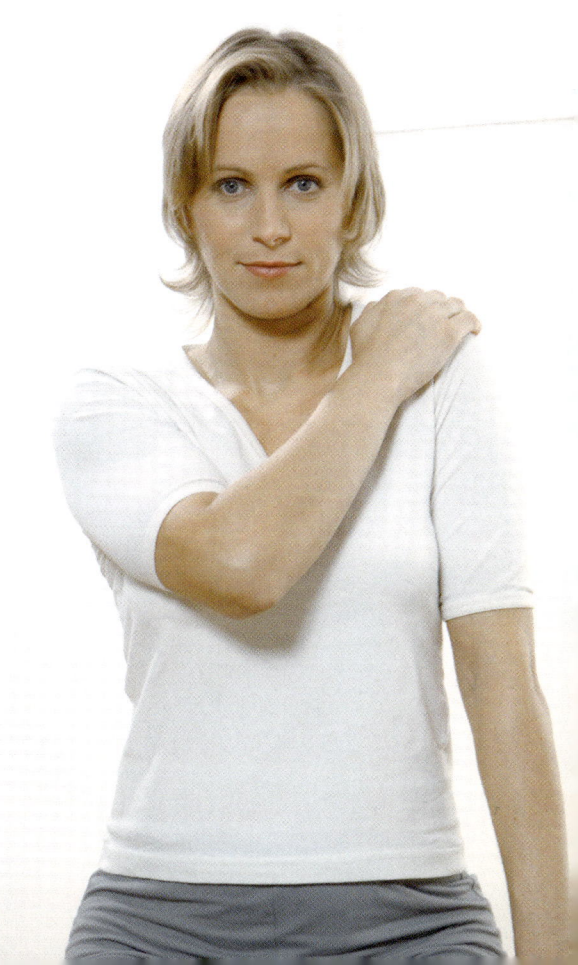

Wassereinlagerungen (Ödeme)

Wer unter Wassereinlagerungen leidet, sollte auf jeden Fall seinen Arzt informieren. Kommen noch Bluthochdruck und Eiweiß im Urin hinzu, kann es sich um eine gefährliche Schwangerschaftsvergiftung handeln.

Geschwollene Hände und Fußknöchel sind dagegen oft nur lästige Begleiterscheinungen der Schwangerschaft, die vor allem im Sommer vermehrt auftreten und auf das erhöhte Körperflüssigkeitsvolumen zurückzuführen sind.

So helfen Sie sich selbst

▶ Gehen Sie so oft wie möglich ins Schwimmbad. Beim Schwimmen und vor allem beim »Walking« durch das Wasser werden Wassereinlagerungen im Gewebe sanft ausgeschieden.

▶ Gönnen Sie sich Ruhe und vermeiden Sie Stress.

▶ Sanfte Bewegungen tun Ihnen gut. Achten Sie dabei aber auf ein gemäßigtes Tempo. Sie dürfen sich keinesfalls überanstrengen.

▶ Trinken Sie viel und ausreichend – vor allem im Sommer.

▶ Legen Sie immer wieder die Beine hoch.

▶ Vermeiden Sie das Sitzen in der prallen Sonne sowie langes Stehen und vor allem langes Gehen und Stehen in unbequemen Schuhen.